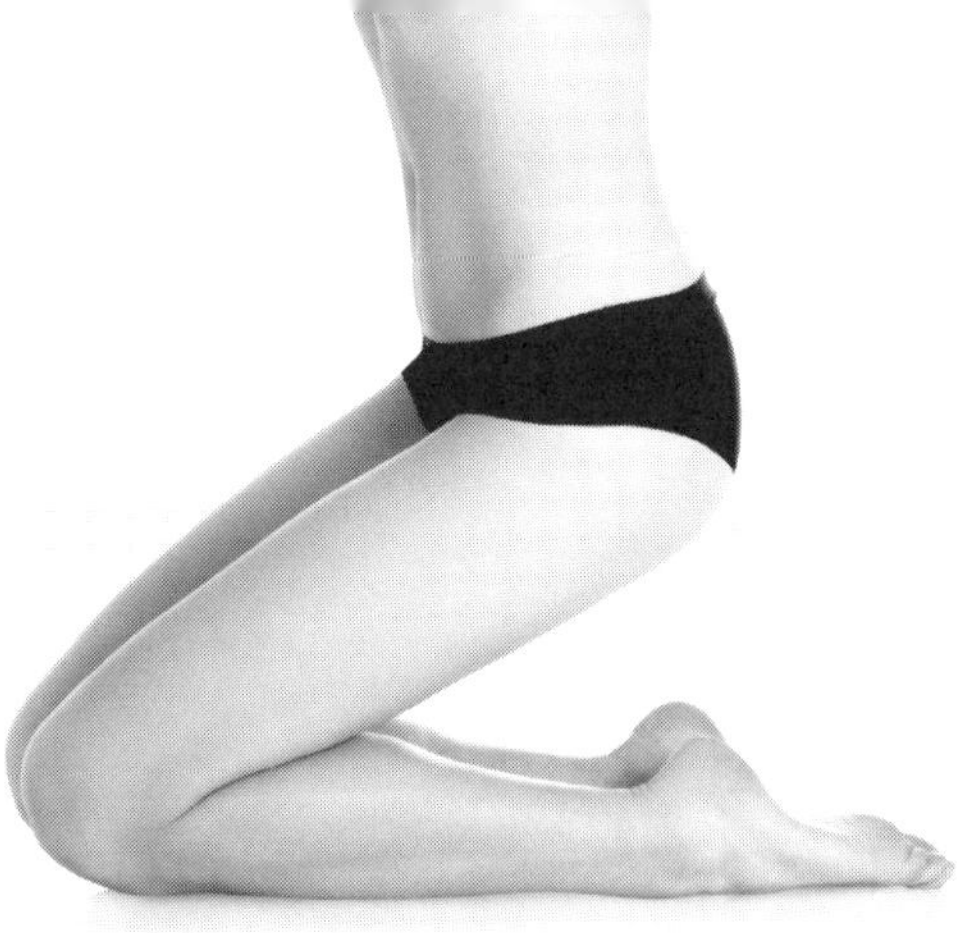

下半身からやせる食べ方

プロポーション研究家
蓮水カノン

ダイヤモンド社

はじめに

ダイエットのお悩みを聞いていると、「下半身が太め」という話が尽きません。

「上半身はやせているのに、脚だけがなぜかすごく太いんです」
「いつもお尻でつかえて、パンツがはけません」
「お腹だけがぽっこり出ているので、妊婦さんに間違えられます」

そんな彼女たちの体重はというと、それほど重くないのです。それなのに、気になっているパーツを測ってみると……。

体重は45キロなのに、太ももだけ体重58キロの人と同じサイズ。
体重は51キロなのに、ふくらはぎは体重60キロの人と同じサイズ。
体重は57キロなのに、ウエストだけ体重70キロの人と同じサイズ。

日本人の平均身長からいうと、体重45～51キロは、決して太っているうちに入りません。なのに、脚やお尻、お腹などの一部分のサイズだけが、同じ体重の人に比べて、明らかに大きいのです。

そんな彼女たちは、太めのパーツを気にしているので、ダイエットには熱心。「頑張って理想体重になりました！」という方もいます。

ところが。

体重は減っても、気になるパーツは太いまま。

どうしてこうなるの⁉　ということで、私のサロンに駆け込んで来られるのです。

私は、東京・青山に「キレイファクトリー」というダイエットサロンを開設し、体型に悩む方々のプロポーション改善のお手伝いをしています。

そのなかで「どんな体型の方が、何を食べてきたんだろう?」という疑問を持ち、さまざまな体型の方の、食事の内容やリズム、そして全身のサイズの記録をコツコツと集めてきました。

その数、のべ4000人。

その結果、だんだんと「あること」に気づき始めました。

それは、**「普段食べているものによって、太くなる場所が違う」**ということ。

たとえば、麺類が好きな方は下腹に肉がつく。野菜炒めは太もも、チョコレートはひざ上に。コロッケやフライドポテトをよく食べている方は、背中に肉がつく、という具合です。

また、よく食べているものだけでなく、食事のリズムも、体型ごとに似通った傾向があることがわかりました。

……ということは!

「脚が細い方と同じような食生活をすれば、脚が細くなるはず」
「ウエストがくびれた方の食生活を真似たら、ウエストがくびれるはず」

そんな仮説を立て、最初は自分の体で脚を細くしたり、下腹を凹ませたりという部分やせの実験を始めました。

そして、効果があると確信できた食べ物と食べ方を、同じ部分の太さで悩んでいる方に試してもらい、サイズの変化を測って確かめる。

これをひたすら繰り返し、18年間「毎日の食生活によって、太るパーツや、太り方にどんな違いが出るのか」を調べ、記録し続けてきたのです。

本書は、その集大成です。

本書では、これまでに集めた膨大なデータから、「どんな食べ物が、体のどんなところを太らせてしまうのか?」そして、「どんな食べ方をすればそこが細くなるのか?」

を紹介します。

とくに、日本人に多い下腹や脚などの「下半身太り」は、多くのデータを集めたので、本書でご紹介する食べ方を実践するだけで、すっきりと解消するはずです。

食べる量を減らすのではなく、**「食べ方を変えるだけで、理想のプロポーションが手に入る」**のです。


しかも、そのときに、ついついおっくうになる運動、そして、炭水化物や脂肪をカットするといったつらい食事制限はいっさい必要ありません。

そう言うと「本当ですか〜?」と疑う方が多いのですが、本当です。

つまりこういうことです。

今のあなたの体型＝あなたの食べ方の結果
理想的な体型＝その体型になる食べ方の結果

ね、シンプルでしょう？　食べ物があなたを作っている限り、食べ物であなたの体は変わるのです。食べ物しだいで、「なんだかダメな私」にも、「素敵な私」にもなれるのです。

「理想的なプロポーション」というと、「自分には無理」と、最初からあきらめている方もいます。でも、理想的なプロポーションを手に入れるのは、実はそれほど難しいことではありません。むしろ、本書で紹介する食べ方さえしていただければ、自然にそうなってしまいます。

私自身、部分太りする食べ物を回避することで、自由自在に体型をコントロールできるようになり、体重は以前と変わらないにもかかわらず、

バストよりも出ていた下腹は、マイナス10センチ

体質とあきらめていたチビバストは、BカップからEカップに

と、自分には一生無理だと思っていた、「胸があってウエストはくびれ、手脚は細い」という理想のプロポーションを手に入れることができたのです。しかも、48歳の今まで18年間、このプロポーションを無理なくずっとキープできています。

今、私は、その方の体型を見ただけで、「こういうものをよく食べてるでしょ？」と、食べ物の好みを当てられます。

それくらい、**食べ物と体型の関係は深い**のです。

ぜひそれを理解していただき、すべての女性に、「出るところは出て、引っ込むところは引っ込む」、スッキリとした体型になっていただきたいと思います。

さあ、今日から始めましょう。

まずは、２週間後を楽しみにしてください！

第3章

正しく食べて、出せる体をつくる

もっと効果を上げる「カノン食」の食べ方

第4章

実践！「カノン食」

リズムよく食べるだけでやせていく

第5章 知りたい！「部分太りにならない食べ方」

第6章 キープする! ために知っておきたい「一生太らない食べ方」

※本書で紹介した方法を実行した場合の効果には個人差があります。また、持病をお持ちの方、現在通院されている方は、事前に主治医と相談のうえ、実行してください。

体重は増えたのに、脚は細くなり、バストアップ！

S.Rさん 34歳

10代まではやせていましたが、就職してから仕事のストレスで太り始め、気づけば、胸はないのに下半身が大きいという下半身太りの体型に。何とかしなくてはと、朝食はとらず、野菜中心の精進料理のようなお弁当を職場に持参していたのですが、忙しくなるとお昼も抜き、お腹が空いたらおやつを食べるという食生活に。そのせいか、ますます下半身が気になってきたので、カノンさんのサロンに通うようになりました。

「まずはきちんと食べることから始めましょう」と指導を受け、週末にご飯と一緒に、70〜100グラムの肉・魚を生大根サラダと食べることからスタート。でも、忙しくなるとそれもなかなかできなくなり、見かねたカノンさんに1週間分のコンビニのレトルトの焼き魚や生姜焼きを用意していただき、それを食べていました。すると、体重は増えたのに、脚は3センチ細く！　しかも、バストがふっくらとしてきて、生まれて初めて80センチ以上に！　体にメリハリがつくと自分に自信が持てて積極的になり、なんと彼氏もできました。今はデニムもはけるようになりましたが、さらにスキニーをはけるように、もうひと回り脚を細くするのが目標です。

Before

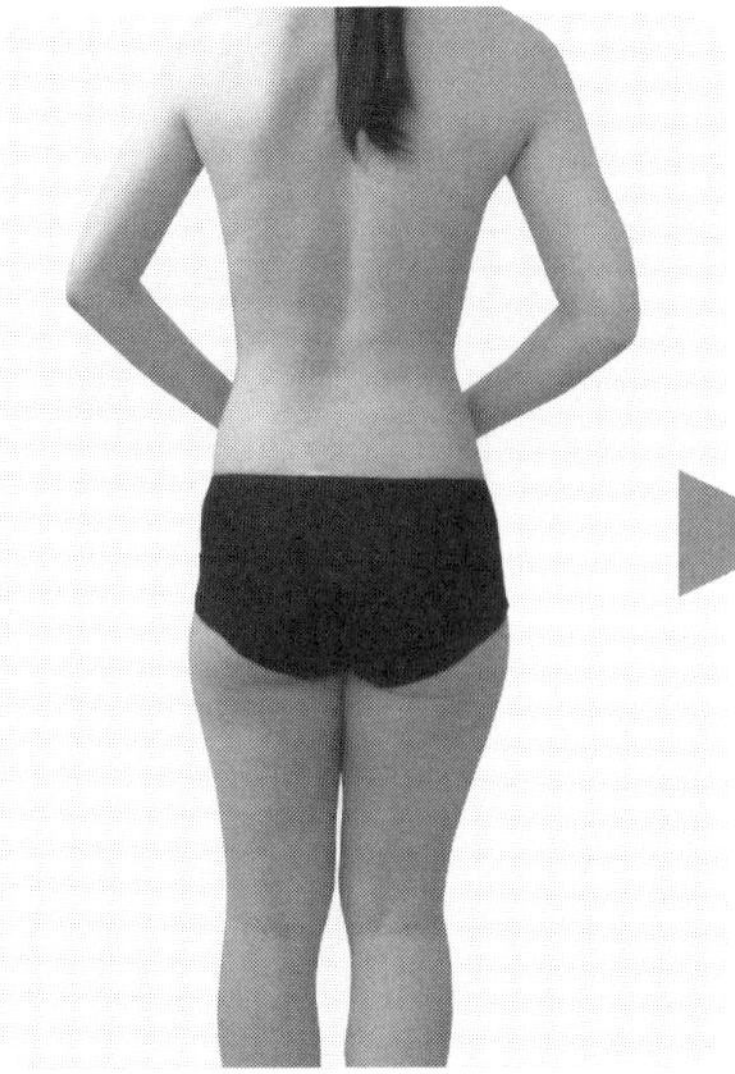

After

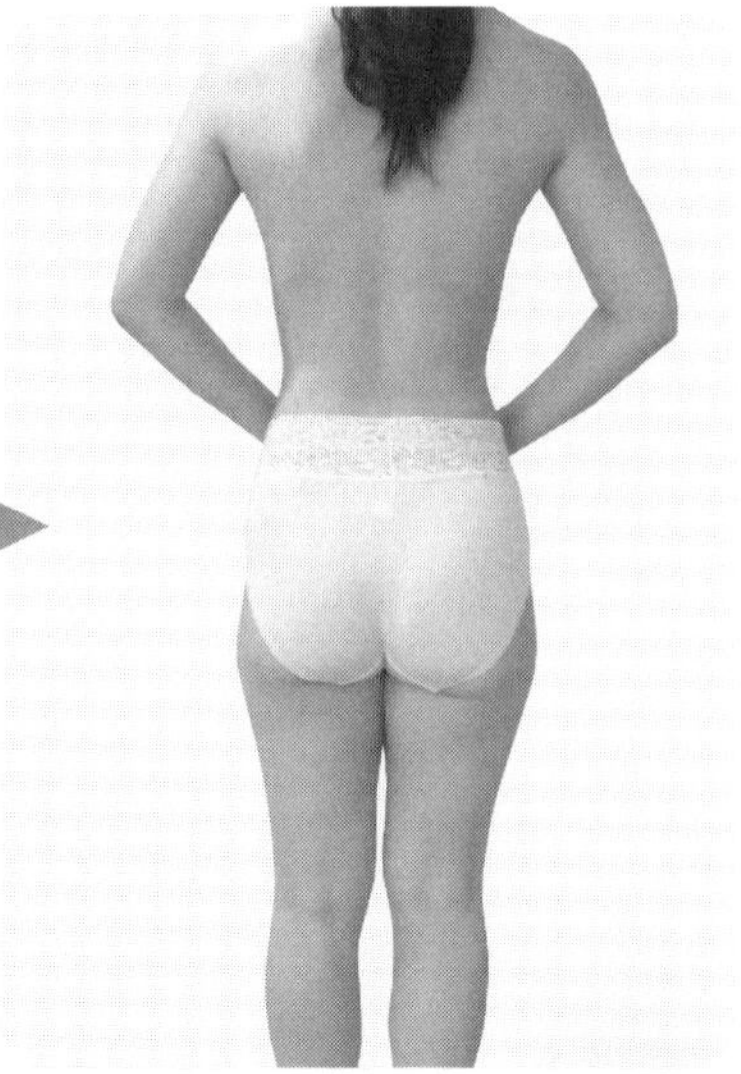

	Before		After	変化
体重	49.2kg	→	50.3kg	+1.1kg
太もも	57cm	→	53.3cm	-3.7cm
バスト	77.2cm	→	80.5cm	+3.3cm

［サロンでのダイエット期間］
2年目

［お悩み］
上半身7号で胸はないのに、下半身13号の下半身太り

［身長］
155cm

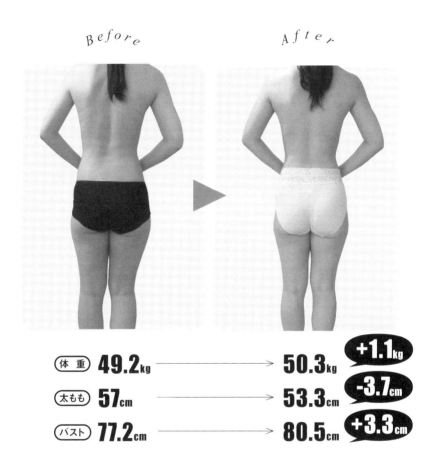

ぜんぜんつらくないのにあっという間に7kgやせてSサイズに！

S.Tさん 42歳

ウエストや太ももがぷよぷよとたるみ、全体的にぽっちゃりしているのが悩みだった私。これまでご飯を抜くなど自己流でダイエットをしていましたが、つらいだけで大した効果は出ませんでした。そんなとき、きれいにやせた友人がカノンさんのカウンセリングを受けていると聞き、私もサロンへ通うことに。

最初は食べ方についてわからないことが多かったので、カノンさんとたくさんメールをやり取りしてアドバイスを受けたところ、食べる量や食べていいものが自分でもわかるようになりました。

カノンさんのダイエットは、「あれはダメ、これはＯＫ」とはっきりしていて、とてもシンプル。「ＯＫ」なことを守っているだけで、あっという間に、上半身も下半身もSサイズにダウン。今もご飯１００グラム、肉・魚１００グラム、生野菜50グラムのカノン食が基本で、たまにラーメンなどを食べてもリバウンドなし。炭酸飲料と乳製品をやめたら顔回りがすっきりしてクマもなくなり、肌トラブル、ＰＭＳ、低血糖が改善したことにも驚きました。周囲の態度が変わったことも嬉しいですが、最も嬉しいのは洋服がなんでも着られること！　40代にしてビキニも着られるようになりました。

Before

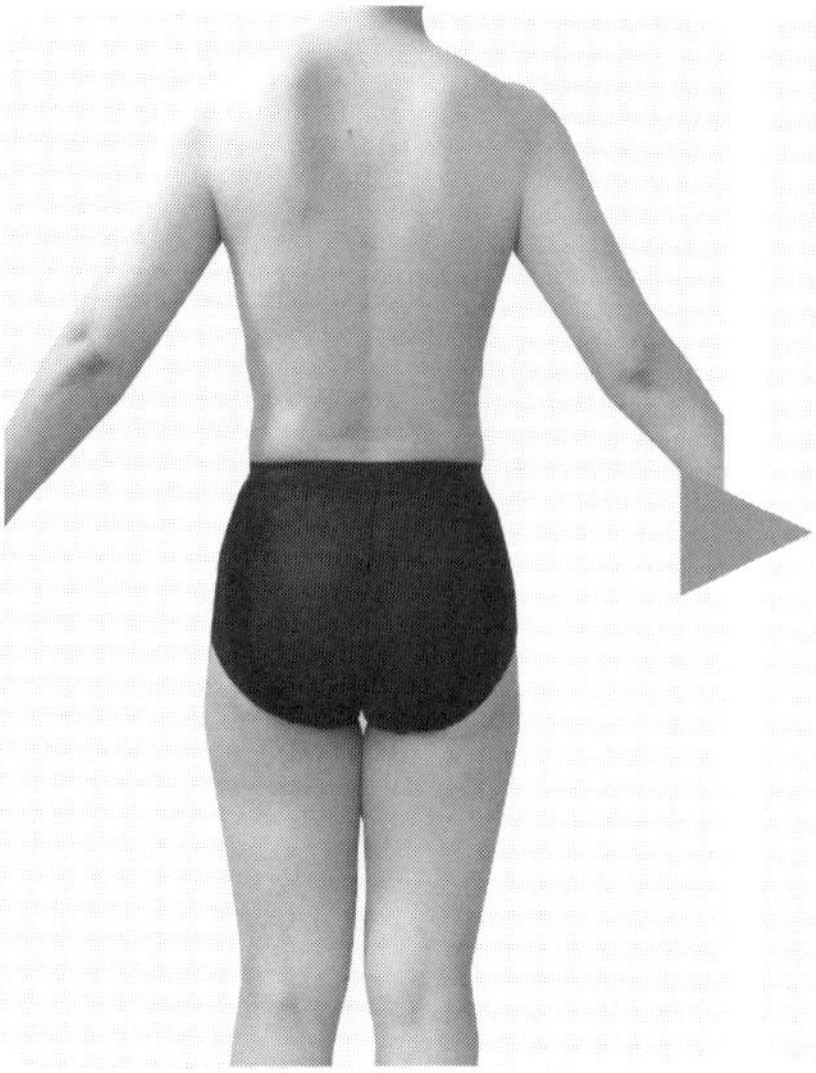

After

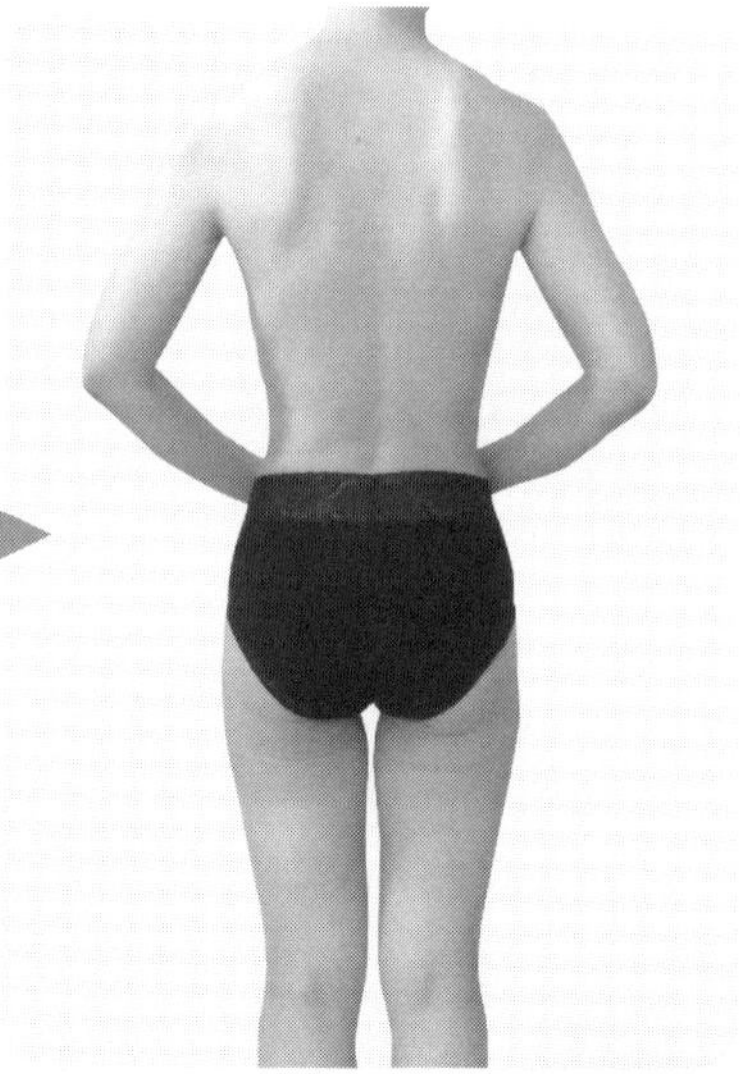

体重 58.4kg → 50.8kg　-7.6kg

ウエスト 68.8cm → 60.2cm　-8.6cm

下腹 83.8cm → 74.3cm　-9.5cm

[サロンでのダイエット期間]

8ヶ月目

[お悩み]

全体的にぽっちゃりで、
ウエスト・太ももの脂肪がぷよぷよ

[身長]

165cm

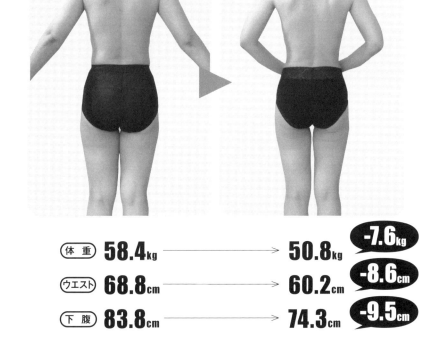

全身の脂肪を１枚脱いだよう！太らなくなり、自信がついた！

I.Sさん 32歳

外見コンプレックスが強く、ずっとカメラが怖いと思っていました。このコンプレックスが少しでも解消されれば性格も変えられるかなと考え、カノン先生のサロンへ。それまではダイエット本のエクササイズを試したりしていましたが、つらいだけでなかなか効果が出ないので、続きませんでした。

カノン先生のサロンでは厳しいことも言われますが、「ここのサイズは減っているよ」と救いの言葉もたくさんかけてもらえるので、それを励みに続けられます。途中、お休みした期間に少し太ってしまいましたが、結果的に体重はマイナス５・２キロと大きく減少。そして体重以上に、まるで脂肪を１枚、２枚、と脱いだように見た目に大きな変化が！

体重が減って、デニムがはけるサイズになったのも嬉しいのですが、肌質が変わったのも大きな喜びです。秋になると出ていたアレルギー性鼻炎も出なくなりました。

カノン式は短期間で無理にやせるのではなく、太らない習慣が身につき、ゆるやかに続けられるところが気に入っています。もうカメラも以前ほど怖くなくなりました。

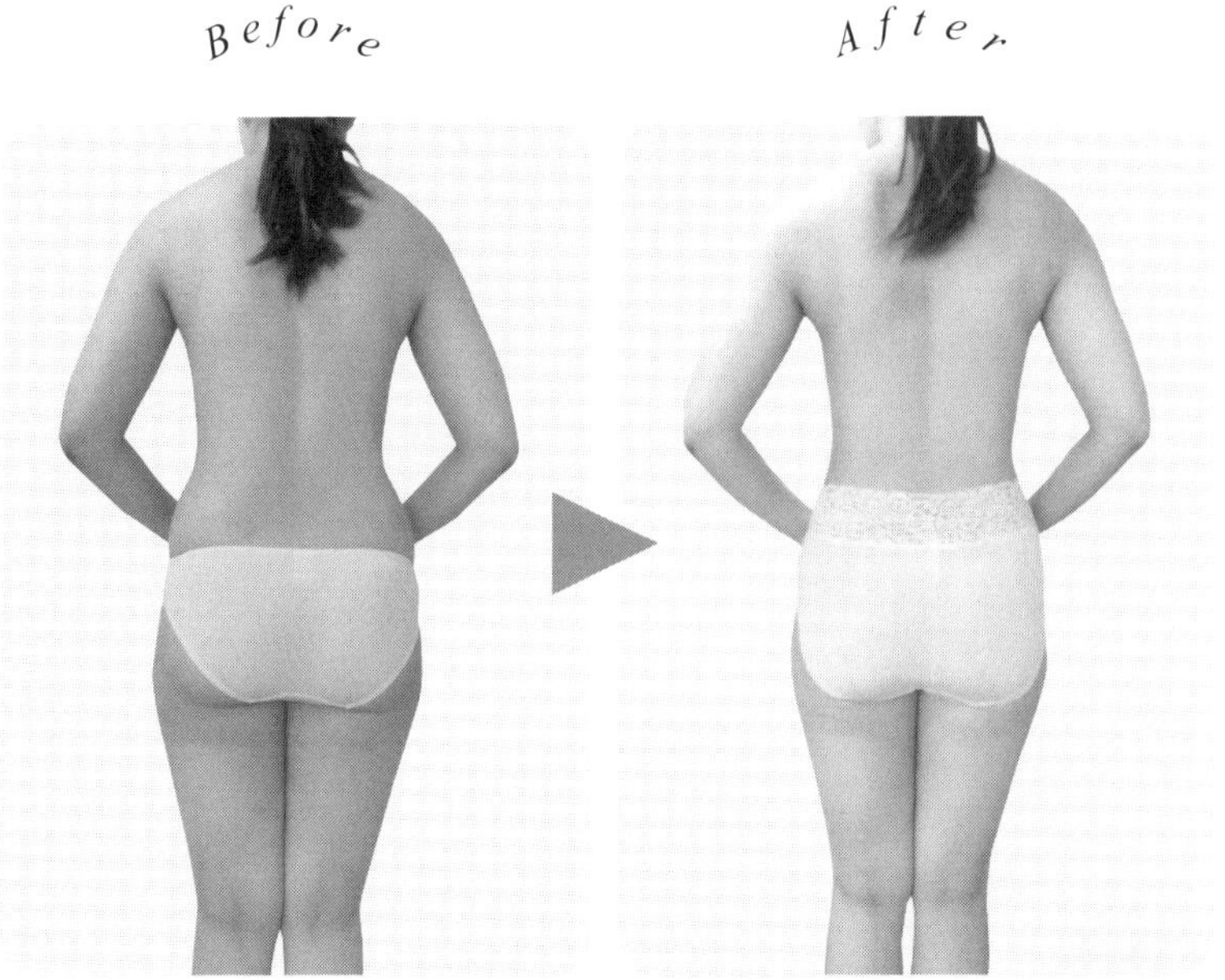

体重	55.7kg	→ 50.5kg	-5.2kg
太もも	56.3cm	→ 53.6cm	-2.7cm
下腹	80.3cm	→ 76.3cm	-4cm

［サロンでのダイエット期間］

３年目

［お悩み］

全身ぽっちゃりで、お尻＆太ももが太い

［身長］

155cm

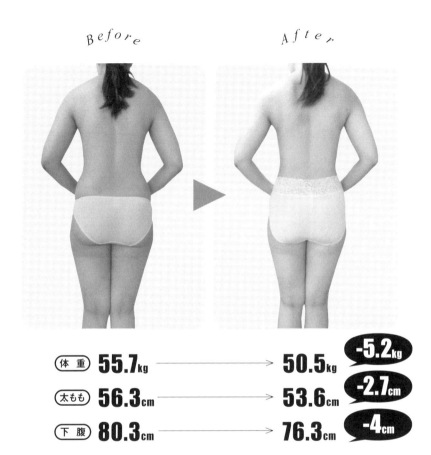

遺伝だと思っていた太い脚がすっきり細くなった！

T.Yさん 22歳

私は子供の頃から脚が太く、着たい服が着られず悩み続けていました。祖母、母と、代々脚が太いため、「遺伝だから細くするのは無理なのかも。でも、せめてこれ以上は太くしたくない」と、カノンさんのカウンセリングを受けることに。

それまでは、朝食はとらず、昼食も仕事で食べ忘れることが多く、夕食は大家族で食べる大皿料理。週の半分以上は友人たちと飲み会に行き、深夜にラーメンという生活でした。カノンさんに食事が夜に偏っていることが脚太りの原因と言われ、飲み会は週1回にして、夜は生大根サラダを食べ、ゆっくりお風呂に入って早めに就寝する生活に改善。すると、2週間で下腹と脚がすっきりした感じに。その後油断して、夕食後にだらだらとお菓子を食べてから寝たらまた脚が太くなったので、夜のお菓子や食事の内容が脚太りの原因だったんだと、はっきり自覚できました。

カノン式でダイエットをして3年になりますが、今はスキニーやショートパンツをはいても、脚の太さは気になりません。今後も食事が夜に偏らないようにしていきたいと思います。

Before　　　　After

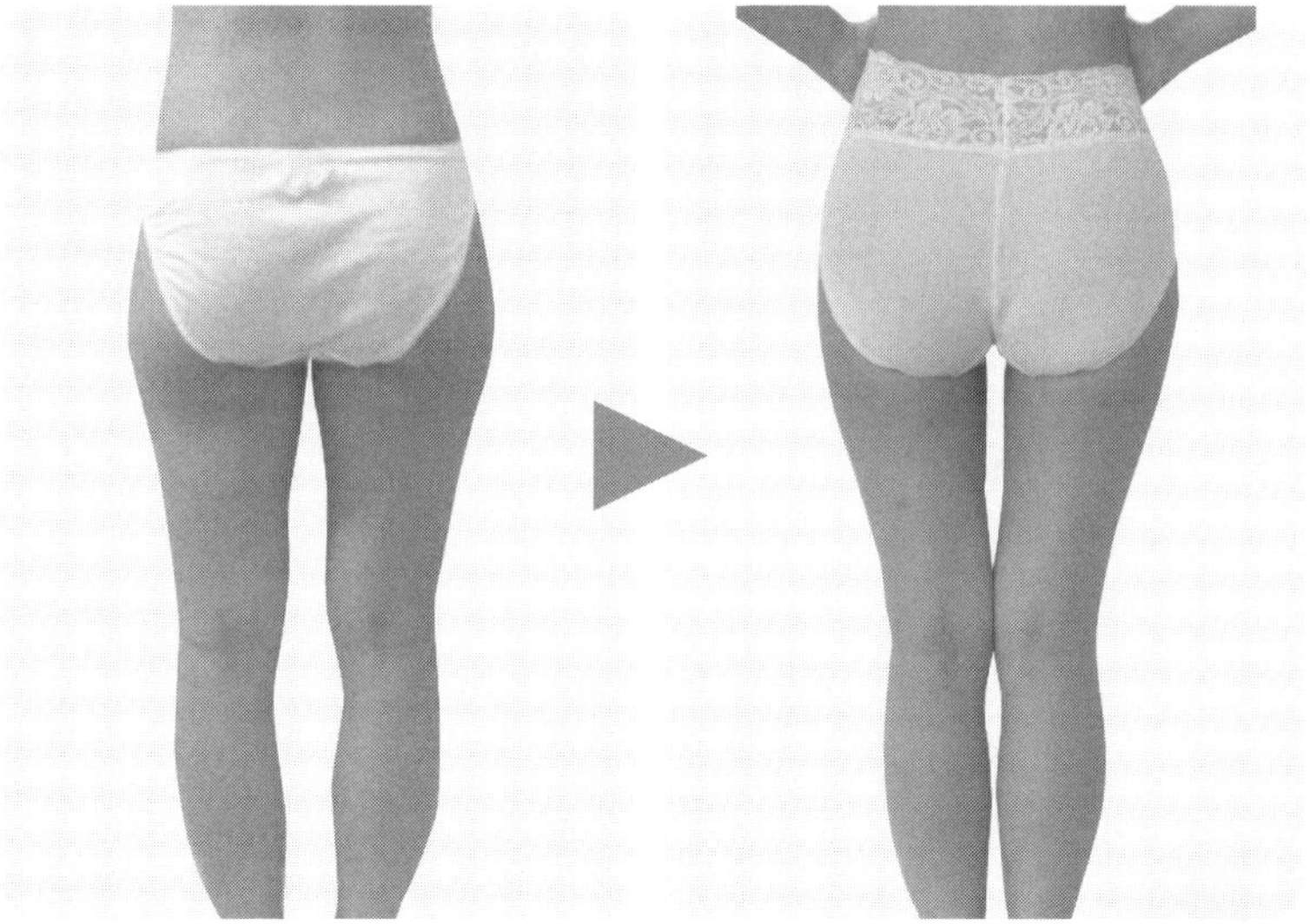

体重	49.5kg	→ 49kg	-0.5kg
ヒップ	89cm	→ 82.3cm	-6.7cm
ひざ	38.3cm	→ 35.6cm	-2.7cm

［サロンでのダイエット期間］

3年目

［お悩み］

脚が太い。脚やせは、遺伝太りだから無理だと思っていた

［身長］

156cm

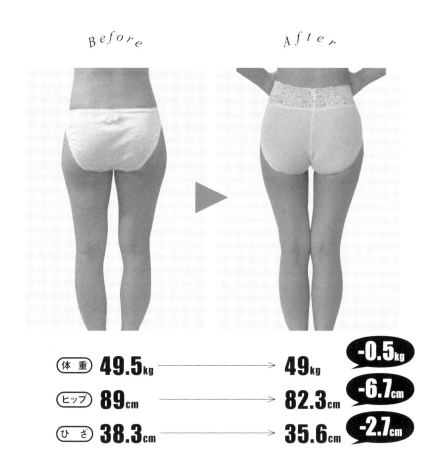

子供の頃から太っていた全身ぽっちゃりさん

H.Mさん 33歳

中学生の頃から太りはじめた私。ウエストのくびれがなく、全身がたるみ、バストは垂れた体型に。年齢とともに背中にも分厚く脂肪がついてしまいました。

このままではいけない。10キロやせて、美バストになりたい！とカノンさんのサロンへ。レッスンを開始して数ヶ月で服がゆるくなり、3年前のジーンズはウエストに腕が2本入ってしまうほどゆるゆるに。周りからも「やせたねー」と言われるようになりました。

無理をして一時的にやせるだけでは意味がないと思いますが、カノンさんのサロンでは、自分のペースで通いながら、食事やマッサージなどの指導をじっくり受けられます。できていること、注意することをはっきり教えてもらえるうえ、指導内容も、「下着を着けるときやお風呂に入るときに体をなでる」「食事は、1つか2つのことだけ気にする」など、簡単にできることだったので続けられました。

太っていたときは、女性として自信が持てず、恋愛も避けていましたが、やせて婚活し、夫と出会えました。最近、ウェディングドレスを着るために背中のニキビの治し方も教えてもらい、背中もきれいになってきて、とても嬉しいです。

Before

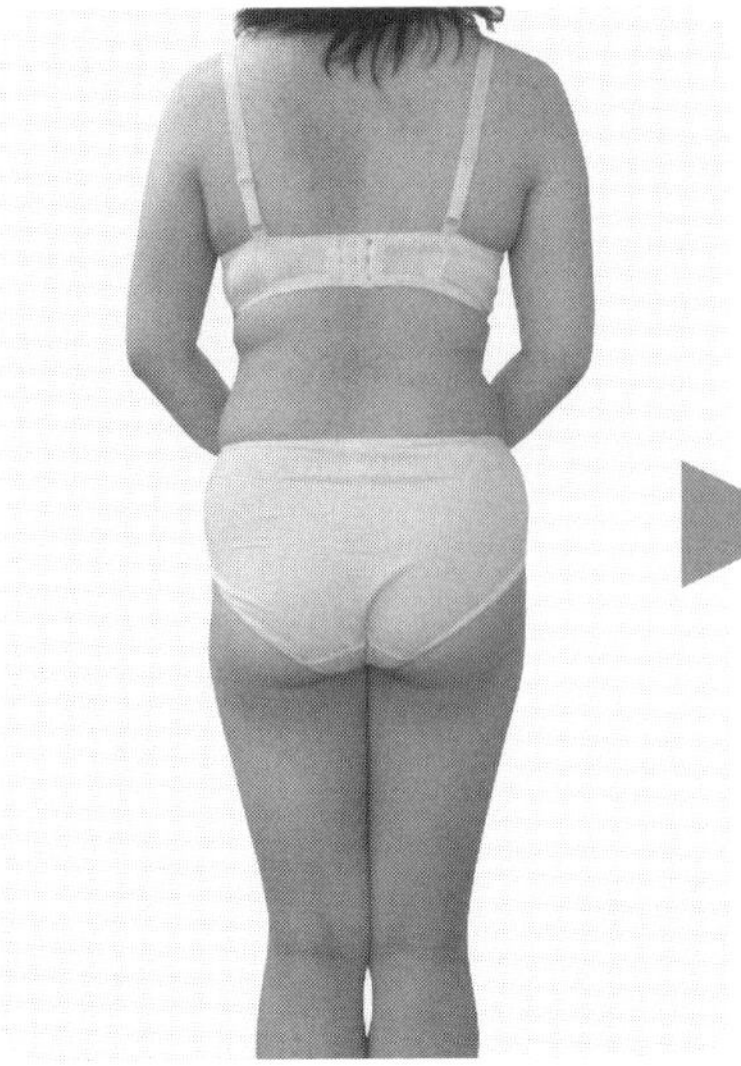

After

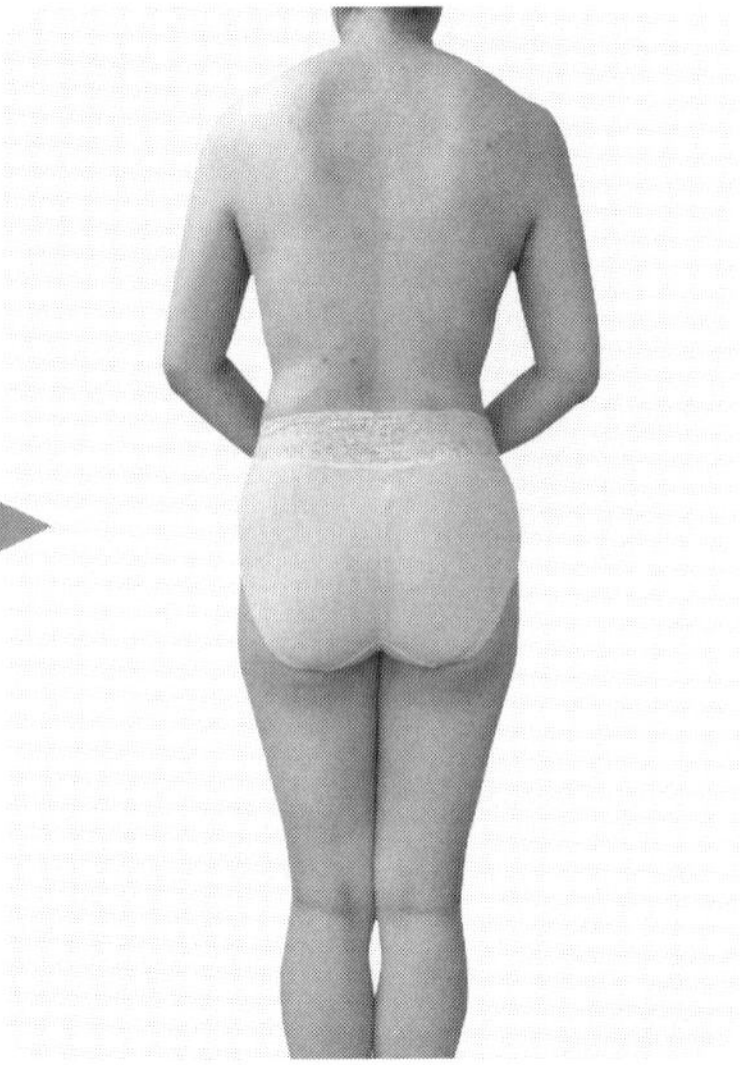

	Before		After	
体重	72kg	→	59.9kg	-12.1kg
下腹	98.2cm	→	84.3cm	-13.9cm
ヒップ	100cm	→	92.4cm	-7.6cm

[サロンでのダイエット期間]

7年目

[お悩み]

きれいな体型になりたい。10kgやせたい

[身長]

164cm

2ヶ月でマイナス4cm！ぽっこりお腹がぺったんこに

H.Aさん 34歳

太ももと下腹のぽっこりに悩み、カノンさんのサロンへ。身長152センチと小さいので9号の服も着られていましたが、パンツは9号だと太ももが入らず、スカートしかはけませんでした。

初回カウンセリングで11号サイズの太ももが7号になると言われ、半信半疑でしたが本当に実現！　下腹は2ヶ月目でマイナス4センチに。今では約8センチ減り、ショートパンツもはけます。逆に、手持ちのブカッとしたスカートは合わなくなりました。

食生活は、焼きそばや野菜炒めをやめ、夕食を焼き魚や豚肉に、ご飯と生大根おろしというカノン食に。忙しいときもお惣菜やお弁当に大根おろしを追加して食べています。大根おろしは1日1回だけでいいので簡単。だんだんと間食の回数が少なくなり、職場にお菓子があっても食べたいと思う日が減りました。

もともと体重はそれほど気にしていませんでしたが、今は体が軽くて動ける感じが楽しい。そのうえ、風邪をひかなくなり、疲れやすさも解消。お腹がすっきりしたので、今まで着なかったデザインの服や色にチャレンジしたりと、いろいろなことに積極的になったのが、最も大きな変化です。

Before　*After*

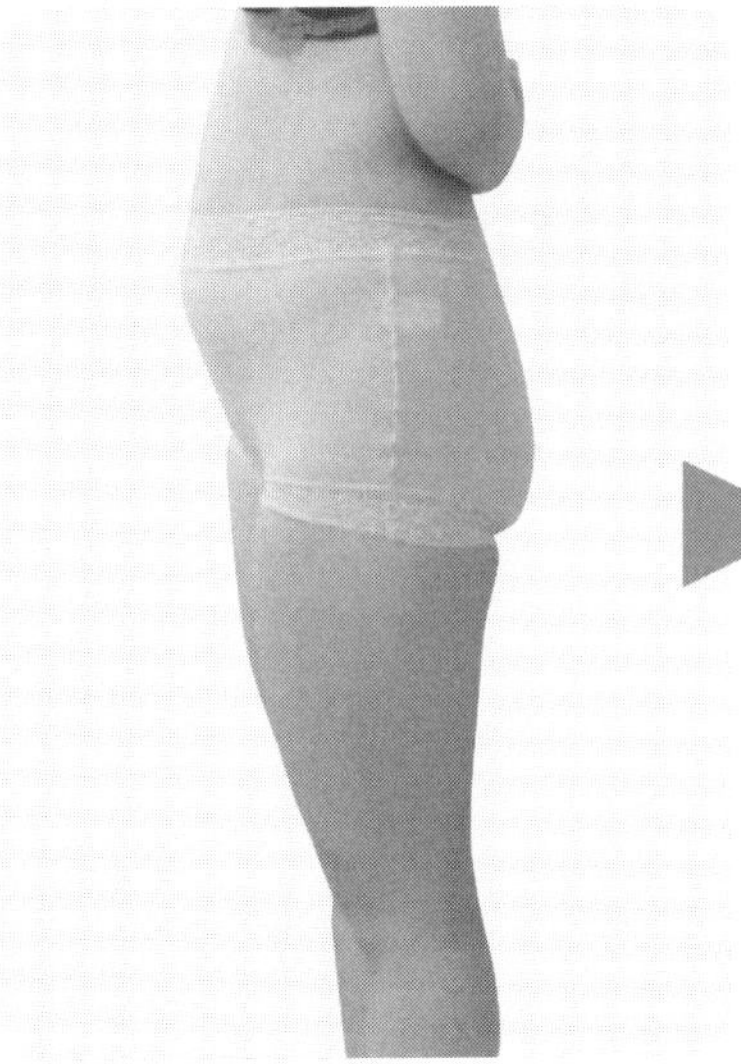

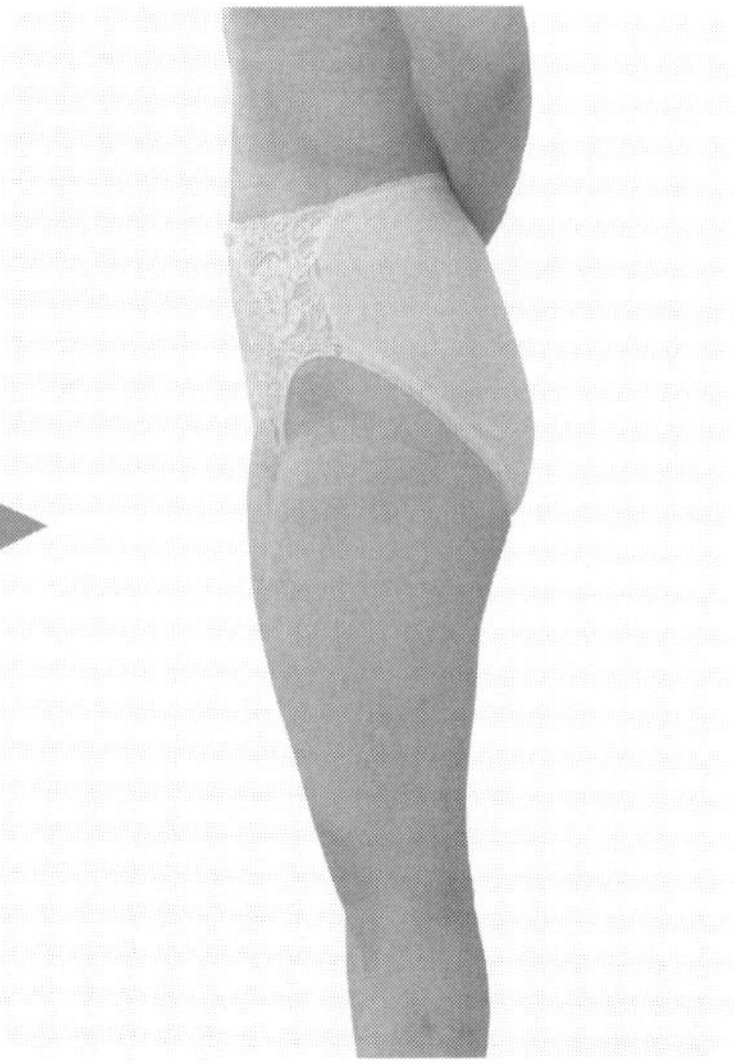

体重	48.5kg	→	44.3kg	-4.2kg
ウエスト	69.1cm	→	63.8cm	-5.3cm
下腹	82.6cm	→	74.8cm	-7.8cm

［サロンでのダイエット期間］

2年目

［お悩み］

太ももの太さと、下腹ぽっこりを解消したい

［身長］

152cm

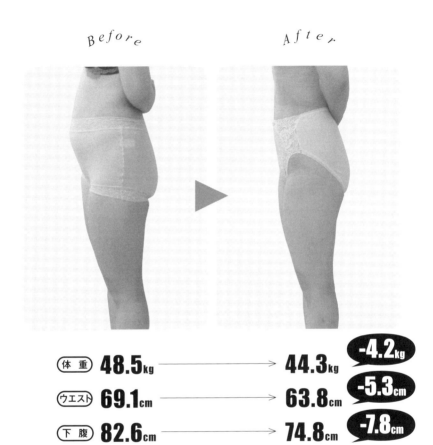

第1章

なぜ、
ダイエットをしても
下半身は太いままなのか

脚が太いのは遺伝ではありません！

「昔から、なぜか脚だけがすごく太いのがコンプレックスなんです。うちはお母さんもおばあちゃんも太くて……。遺伝なのでしかたないとは思うけど、これ以上太くなりたくないんです！　どうしたらいいでしょうか!?（泣）」

はい、最初にはっきりと申し上げますが、脚が太いのは遺伝ではありません。

私のダイエットサロンには、たくさんの方が、こんな悲鳴のような相談で駆け込んで来られます。こういった方は、「太いのは遺伝だから」と最初からあきらめていて、それでも少しでもなんとかしたい！と思ってサロンに来られるのですが、実はそもそも、その考え方が誤解なのです。

家族のみんなが脚が太い。

それは、脚が太くなる食事をしてきたおばあちゃんが、お母さんにも足が太くなる食事（自分が今までよく食べていたもの）を出していたから。そしてお母さんも、自分がよく食べてきた、脚が太くなる食事を家族に作ってきた、ということ。

つまり、母娘孫と三代続けて脚が太くなる食生活を送ってきただけで、太いのは遺伝ではなく食習慣のせい。つまり、食べ方を見直せばいいだけなのです。

事実、私がデータから導き出した「脚が細くなる食事」をしていただくと、本当に脚が細くなるので、皆さん「奇跡だわ！」と、大喜びしてくださいます。

でも、それは**奇跡ではなくて、当たり前のこと**なのです。

「ご飯を抜くダイエット」で、下半身太りになる

糖質オフダイエットの流行もあり、私のサロンには、「ご飯を食べると太るから、もう何年も口にしていません」という方もよくいらっしゃいます。

ところが、そういう方のボディをチェックしてみると、体重はそれほど重くないのに、というよりむしろ適正体重なのに、脚やお尻など、下半身にお肉がついている方がとても多いのです。

そこで、食事内容を詳しく聞いてみると、たいていは、ご飯を食べないかわりに、肉や魚などの主菜に、スープや乳製品、煮物などの副菜をたくさん食べ、そのうえおやつや甘いものもけっこう食べています。

おやつはともかく、食事の内容だけ見ると、体の血や肉になるタンパク質をとれているし、それを分解して消化する野菜もしっかり食べているので、特に問題なさそうに思えますよね。

しかし実は、この食事だと、そうした体内活動そのものを行うためのエネルギー源がとれていません。すると、食べたものをうまく分解して消化することができず、体に「いらないもの」がたまりやすくなります。たまったものは体の各部位に滞り、そこを太くしてしまうのです。

つまり、**体は、食べたものを消化するためにも、エネルギーを必要とする**ということ。そのエネルギーになるのが、ご飯なのです。

ですから、**ご飯を抜いていると、理想通りの体型にはなれません。**

長年ご飯を抜いていた彼女たちに「白いご飯も食べてください」と言うと、最初はおそるおそる口にします。しかし、ほとんどの方がご飯を食べてもちゃんとやせてキレイになるので、その後は安心してご飯を食べるようになってくれます。

食事の偏りが改善されると、食べたものがスムーズに分解・消化され、不要な成分が体の外に抜けやすくなります。すると、どこかだけが太くなるということはなくなり、体型が自然に美しく整ってくるのです。

「食事の質」を見直せば、部分太りは解消する

体型に悩んでいるほとんどの方は、「私は食べ過ぎているから太っている」とか、「お菓子をたくさん食べているから太っている」と思っています。そこで、ときどきダイエットしてそれらを我慢するのですが、結局は続かずに、罪悪感を持ちながらまた食べてしまう……という悪循環に陥っています。

あなたも、そうではありませんか？

このような方に欠けているのは、「どんなものをどんな風に食べれば、キレイな体型になれるのか」という視点です。

単に、「体重が減ればいい」「やせれば美しくなれるはず」と思い込んでいるので、食事を減らすことばかりに目がいって、「食べるものと食べ方を見直して体型を整える」という考え方が、すっぽり抜け落ちてしまっているのですね。

大切なのは「食事の質」。質といっても、高価なものを食べなさいということではなく、**理想の体型に整えてくれる食べ物と食べ方を心がける**ということです。

私は最初、何を食べればお腹にたまったものが毎日スルッと出るのかという、お通じをよくするための食べ方を模索していました。というのも、体型に悩む多くの方に出会う中で、**「食べ過ぎている」ということよりも、「食べたものをうまく排泄できないことが肥満につながる」**ということがわかってきたからです。お通じがよくなれば、よくある「下腹ぽっこり」も解消されます。

そういう、「出しやすい食事」を調べ、自分をはじめお客様にも実践してもらっていたら、そこから**「食事の質が悪いと、体の中のいらないものを出す力が弱くなる」**こと、そして「特定の食べ物が、体の特定の部分にたまりやすい」ということもわかってきました。

つまり、脚が太いことで悩んでいる人は、脚にたまったいらないものを出すために、出す力を働かせる食べ物を食べなくてはいけない。そして、脚にたまりやすい食べ物を控えればいい、ということです。

私たちに必要なのは、やみくもに食事を減らすことではなく、**「やせ力」を高めるための食べ方**だったのです。

脚、お腹、お尻。自分の悩みの原因となっている太い部分は、いったいどの食べ物がつくっているのか。

それを知り、食べるものや食べ方をちょっと変えることで、体型はすぐに変化していきます。すると、食べないことではなく、食べることで体型をコントロールできることがわかってくるので、

「これまで自分は脚を太くする食事をとる傾向があったけれど、そうならないために、脚を細くするための食事をとろう！」

と、食べることに前向きに向き合えるようになります。

正しいリズムで、自分の体にちょうどいい分量だけ食べる。

自分の体に最適な食べ方がわかると、見た目も体調もよくなり、食べることがもっと楽しくなってきます。

「食べないダイエット」は体型が崩れる

私は「体重」ではなく、「体型」を整えることを重視しているプロポーションの専門家なので、ただ「やせればいい」とは思っていません。ダイエットによって体重は減っても、体のどこかが太いままなら、そのダイエットは失敗と考えています。

私自身、理想通りの体型をつくりながらやせることができないかと試行錯誤する中で、1日1食しか食べないダイエットも試しました。

ですが、結果は撃沈。確かに体重は減りましたが、スタイルはよくならないのです。ウエストはくびれることなくずん胴のまま。長年の悩みである下腹のぽっこりも解消せず。1日1食のダイエットは、理想体型からはほど遠い「失敗ダイエット」になってしまいました。

早く体重を落とすことばかりを重視して食べないダイエットをすると、体重は減っても体型は崩れていきます。

すると、体重が減ったにもかかわらず太い部分が残っていることを気にして、さらにやせようとするので、健康的な女性らしさも失われ、不健康で老化した印象になってしまいます。

ダイエットをしても、その結果が「やせてはいるけれど不健康なおばさん体型」では、せっかくの努力が報われません。

そこで考案したのが、女性らしいプロポーションに必要な部分は残し、細くしたい下半身からやせていく食事「カノン食」です。

「カノン食」は、驚くほど簡単。最初は、食事記録をつけたりするのが面倒かもしれませんが、自分の体型と食事の関係を知ることができるので、始めてみると誰でも面白くなってきます。また、必ずしも自炊し、凝った料理を作らなければできないというものでもありません。

食べるリズムと要領さえ覚えてしまえば、コンビニで買ったものでも実践できますし、ハードな運動をする必要もありませんから、忙しくてダイエットができないという方でも楽に続けられます。

体重より、重要なのは「サイズ」

「カノン食」を始めると、**体重よりも先に、まず「見た目」が変わってきます。**

実際に測ってみると、最初はウエストのサイズが減り、続いて下腹、「お尻も小さくなってきたみたい」と感じる頃に、ようやく体重に変化が現れるのです。

よく、自己流のダイエットをして、「4キロ減ったのに誰も気づいてくれない！」という方がいるのですが、カノン式の食事をすると、体重はそれほど減っていないのに、周りから「やせた？」と聞かれるようになります。**プロポーションが整ってくるので、やせて見える**のですね。

具体的な数字でいうと、2週間で体重が1キロ減る程度でも、ウエストや下腹が4センチほども減るので、自分自身でも、体重の変化以上に「細くなった」という実感が得られます。

サイズと見た目の変化で、継続できる!

ではいよいよ、「理想的なプロポーション」を手に入れるカノン食を始めましょう!と、その前に。

必ずやっていただきたいことがあります。それは、「体のサイズの計測」。

多くの方がダイエットに挫折してしまう原因は、効果が実感できないからではないでしょうか。体重だけを毎日測っていても、女性なら生理周期の影響などもあって、ちょっと減ったと思ったらまた増えたりと、なかなかやせた実感が得られません。ですが、体重が1キロ減る前にウエストや下半身のサイズが減ったことに気づけば、ダイエットが楽しくなり、「もっと頑張ろう!」「続けよう!」と思えます。

また、体のサイズダウンには順番があり、最初に細くなるのがウエスト、次に下腹、お尻、その後に太ももが細くなってきます。

太ももを細くするのが目的でダイエットしている方は、太ももだけを見ていると体の変化に気づかず、「もうすぐ太ももが減る」という手前でダイエットをやめてしまうことがあります。それでは、これまでの努力が水の泡ですよね。

でも、太ももはウエストや下腹の後にやせると知っていれば、毎日のサイズ計測で数値を確認しながら、「あと少しで太ももが細くなってくるから、それまで頑張ろう」と思えます。

また、きちんとサイズを測ることで、数値を通して体を客観的に見ることができます。自分ではふくらはぎが太いと思っていたけれど、実は太いのはひざ上で、そのせいで脚が太く見えていた、なんていうこともわかってくるわけです。

数値的に本当に太いのはどこかがわかれば、見た目に一番影響する、細くすべき部分はどこなのか、そのためにはどんな食事をすればいいのかが見えてきます。

体重よりも、全体のフォルムとバランスに注目！

カノン食でダイエットしている間は、サイズと同時に、鏡で全身を見たときのフォルムにも注目してください。

同じ身長・体重でも、どこに肉がついているかで、スタイルはまったく違って見えるからです。

たとえば、日本人女性の標準的な体型は、身長158センチ、体重51~53キロで、洋服の9号サイズはこれに合わせて作られています。ところが、身長・体重は標準でもお腹がぽっこり出ていると、9号のパンツではウエストや下腹がはみ出てしまって入らない！ということもあります。また、「上半身は7号、パンツは11号」と、上半身・下半身で差がある方も多くみられます。

同じ身長・体重でも、バランスのよい体型の方に比べて、下半身太りの方や、全体に筋肉がなく脂肪でぽっちゃりした方は服のサイズが大きくなるので、太って見えるわけです。

何も普段、「私は体重○キロです」とプラカードをかかげて歩いているわけではありませんから、体重よりも目に見えるプロポーションのほうが重要。

今の自分は、全体的に太っているのか、それともウエストや下腹が特に太っているのか、あるいは太ももが太いのか。

全体的な肉づきや、偏って太っている部分をチェックして、体重よりもフォルムの変化に注目してください。

先ほど、カノン食を始めると、2週間で体重が1キロ減る頃には、ウエストと下腹が4センチほど細くなるとお話ししましたが、ウエストが4センチ細くなると、服のサイズが1~2サイズ小さくなります。体重的にはわずかな変化でも、「これでもうOK」と自分で思えるプロポーションになっている方が多いのです。

体重にこだわるダイエットにはあまり意味がないことが、おわかりいただけたでしょうか？

ダイエットの効果が体重に表れるのは、一番最後。

自分の体型（太り方のタイプ）を知り、どこ（よい部分）を残して、どこを細くすればいいかを知ることが、理想的なプロポーションに近づく第一歩です。

ダイエットの効果をしっかり出して、思い通りの体型になるためには、はじめにぜひ、体のサイズを測ってみましょう。

計測する部位は、全部で11ヶ所。詳しくは、50～51ページのイラストを参考にしてください。体重を測るのは最後でOKです。

あなたは、どれ？
日本人の体型5タイプ

これまでサロンに来られた4000人のお客様のデータから、日本人に多い体型を5つに分類してみました。それぞれの体型に特徴的な体質や、食生活の傾向も記載しています。まずは鏡を見て自分のフォルムと比較し、自分がどれに当てはまるか、考えてみてください。そして、50 ～ 51 ページを参考に、自分のサイズを測ってみましょう。

平均体型

バストよりも、下半身がちょっと大きめで、ウエストがずん胴ぎみ。太ってはいないけれど、バストのふくらみとウエストのくびれの女性らしさがもう少しほしい体型。

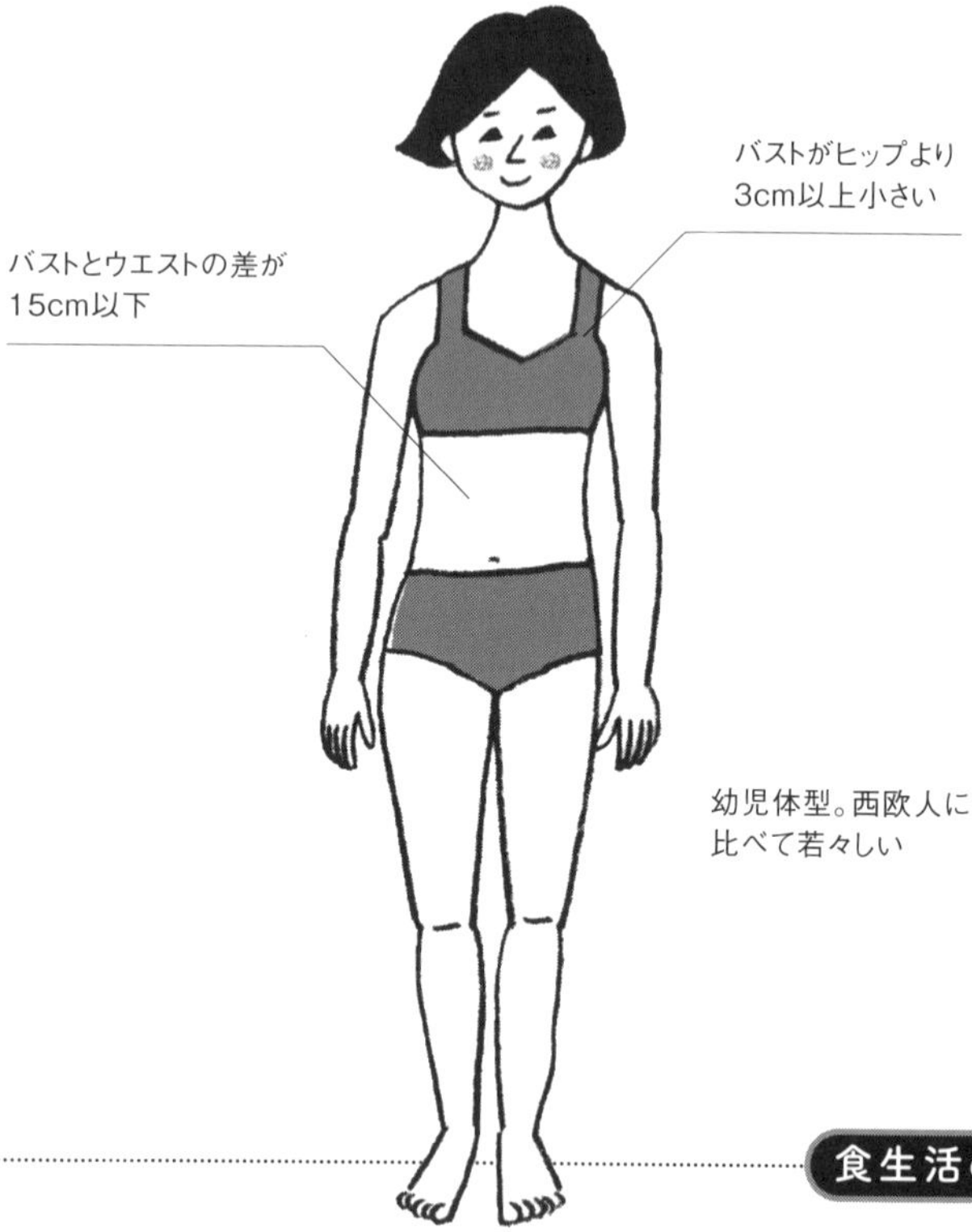
バストがヒップより
3cm以上小さい
バストとウエストの差が
15cm以下
幼児体型。西欧人に
比べて若々しい

食生活の傾向

- 朝・昼食は軽め、夕食はしっかり食べる
- たまにサラダを食べる
- フルーツは、たまに夕食後に食べる
- 麺類、丼もの、油炒めは週に1回程度
- 3時のおやつをよく食べる
- 夕食後に、お菓子を食べることがある
- 適度に水分をとる

カノン式で目指す！

理想体型

細いのにバストのふくらみがD～Eカップ以上あり、食べてもお腹が出ず、足のむくみ、冷え、ゆがみも少ない。いつも、体調がいい。

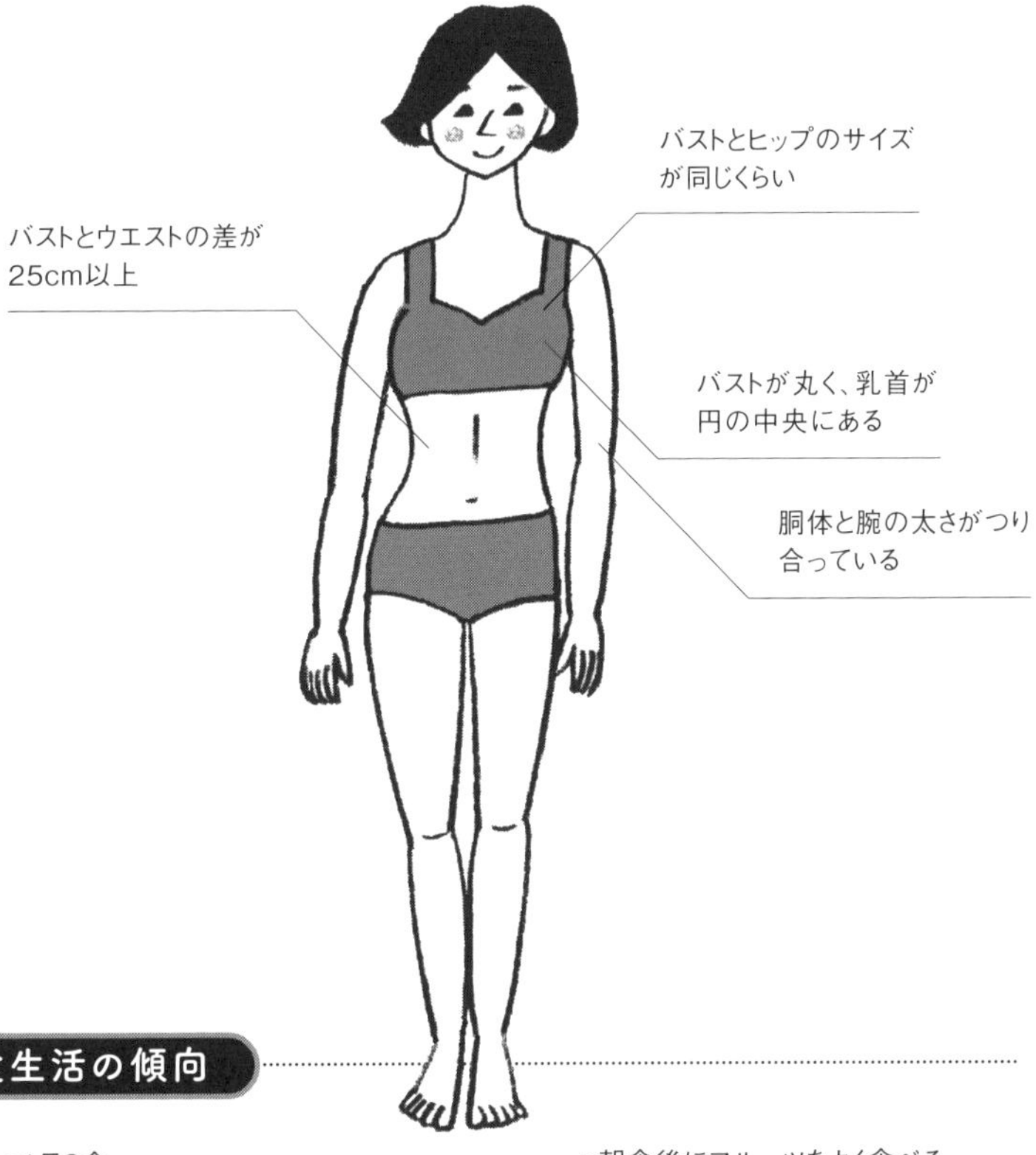

バストとヒップのサイズが同じくらい
バストとウエストの差が25cm以上
バストが丸く、乳首が円の中央にある
胴体と腕の太さがつり合っている

食生活の傾向

- 1日3食
- サラダ、肉・魚、ご飯の定食タイプのメニューを1日に1～3回食べる
- 量を食べ過ぎることがほとんどない
- 朝食後にフルーツをよく食べる
- 毎日、肉・魚の主菜を食べる
- 間食は、朝食と昼食の間に食べる
- お通じが週に6回以上ある

太り方タイプ①

お腹ぽっこり

太っている・いないにかかわらず、食後にお腹がぽっこり出て、ショーツのゴムの上にのっかる。スリムパンツをはくとウエストがきつく、お尻の下にしわが入る。バストよりもお腹が目立ち、内ももにぷっくりした脂肪がつく。子供の頃、やせていた・体が小さかった人にも多いタイプ。

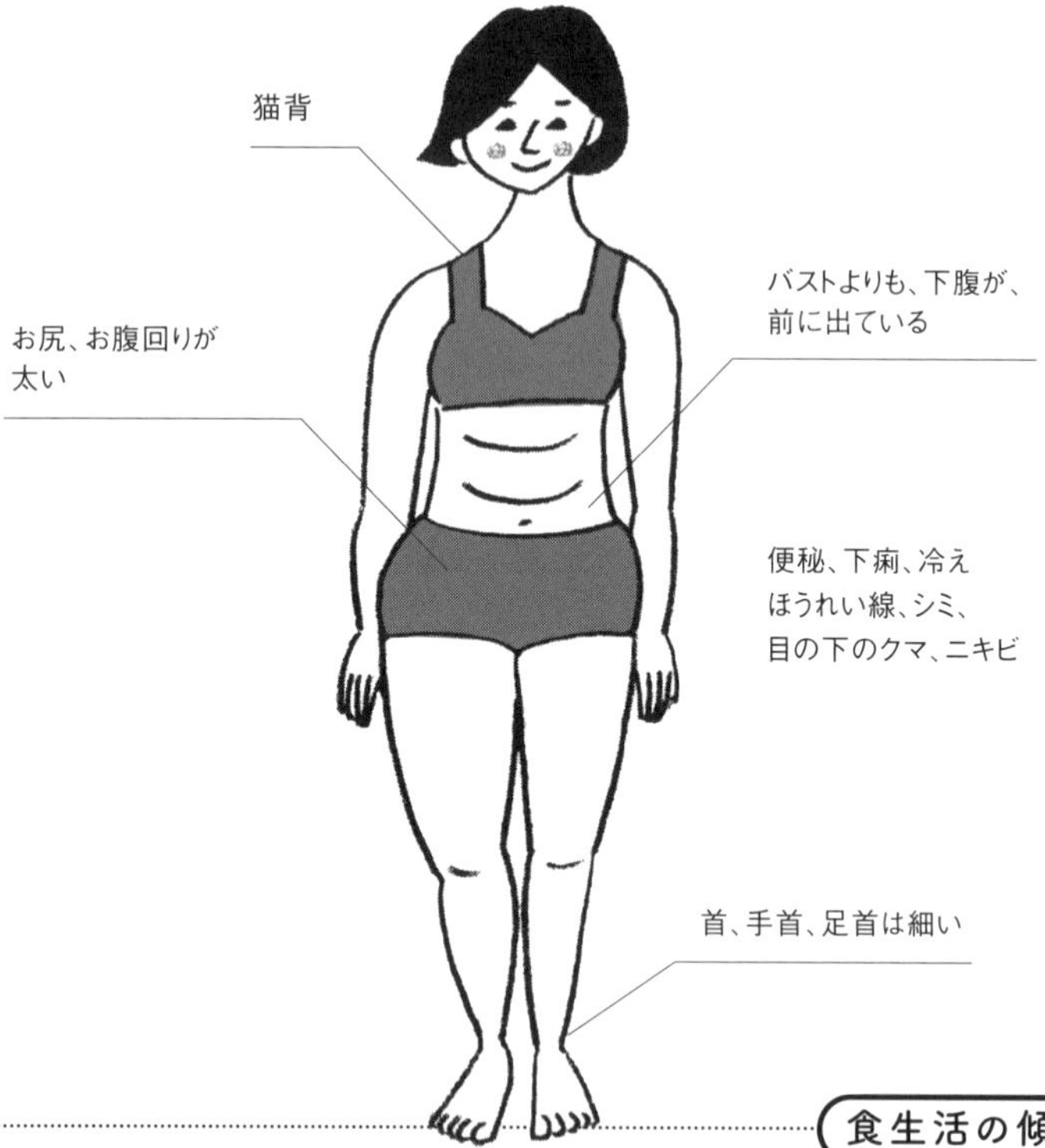

食生活の傾向

- 寝起きが悪く、朝食を食べられないことが多い
- 食事中・食間に水分をたくさんとる
- 食後、甘いものが食べたくなる
- 肉は苦手で、丼ものや麺類など、炭水化物中心のメニューを選びがち
- 麺類のほか、野菜スープや鍋物を週に数回食べる
- 胃腸が弱い
- 便秘、下痢などお腹の調子が悪くなりやすい
- おへその下、手先、足先が冷たい

太り方タイプ②

下半身ぽっちゃり

上半身は細いのに、下半身が太い。お尻よりも、太もものつけ根部分が大きい。スリムパンツが、ひざや太ももで引っかかる。スカートのウエストがブカブカで、くるくると回る。いかり肩、胴長で足が短く見える。横から見ると、アンダーバストよりも下腹がへこんでいる。足首が太く甲幅が広め。

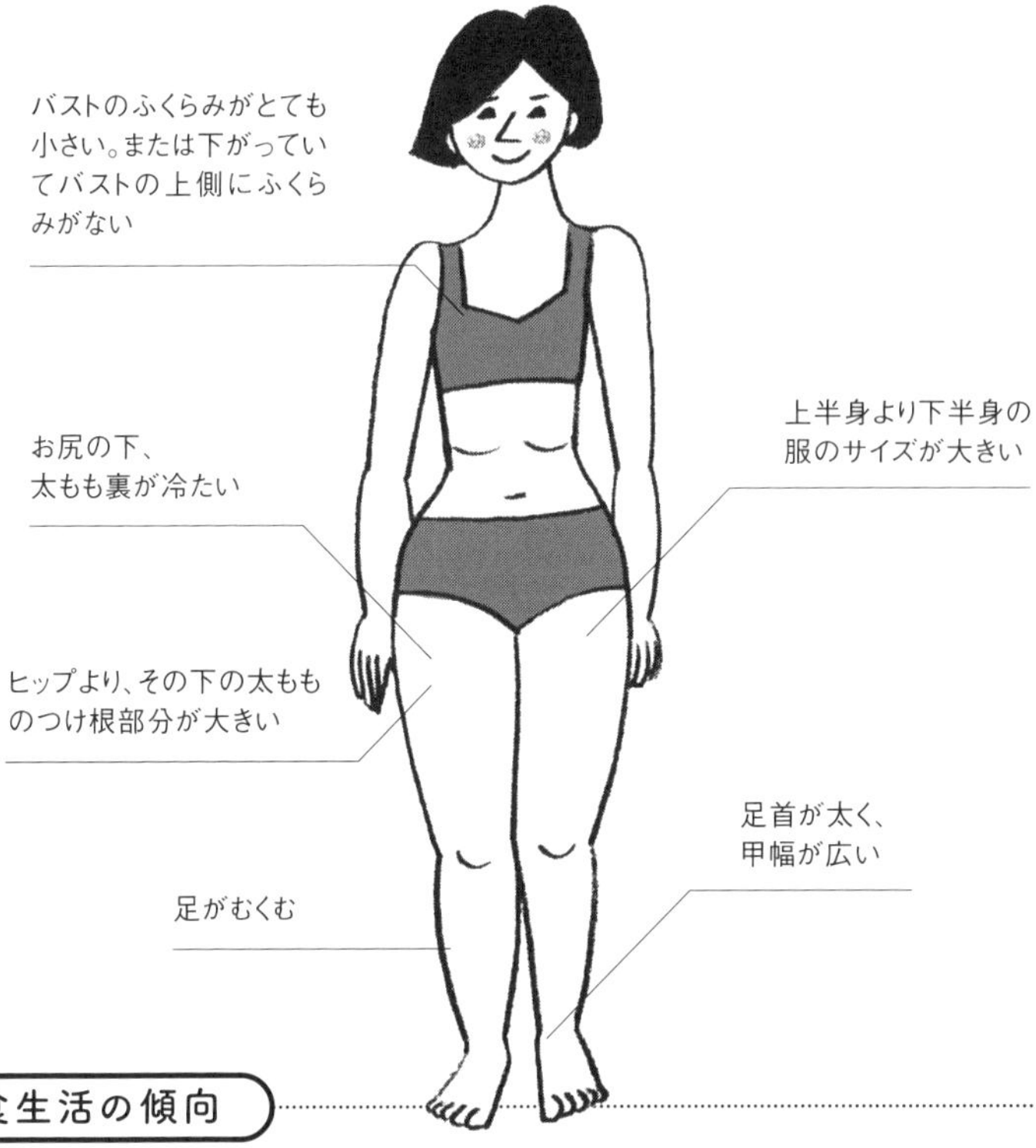

バストのふくらみがとても小さい。または下がっていてバストの上側にふくらみがない
上半身より下半身の服のサイズが大きい
お尻の下、太もも裏が冷たい
ヒップより、その下の太もものつけ根部分が大きい
足首が太く、甲幅が広い
足がむくむ

食生活の傾向

- 朝食は食べない、または、お菓子を少しつまむ
- 昼食をお菓子で済ませたり、食べないことがある
- 3時のおやつや、夕食前のおやつを食べる（チョコレート、ドーナツ、クッキーなど油脂・砂糖入り）
- 白いご飯やパン、生野菜、フルーツをあまり食べない
- 調味料が好き
- 煮物、中華料理、野菜炒め、エスニックなど味の濃いものや辛いメニューを週に数回食べる
- ソーセージ、ハムなど加工肉をよく食べる
- アイスクリームを夜食べる
- 朝は苦手で、夜更かししたり夜の飲み会などを楽しむことが多い

太り方タイプ③

全身ぽっちゃり

上半身やお腹、脚だけでなく、顔や手の指、足首など関節回りも含め、全体的にぽちゃぽちゃと脂肪がついている。鎖骨や肩骨、あごなどの骨の線があまり見えない。胃がぽっこりとふくらんで、下腹よりも丸く出ている。バストが横に広がってパンダ目型になり、お相撲さんのような体型になる。家族も太っている、子供の頃から太っていたという人にも多いタイプ。

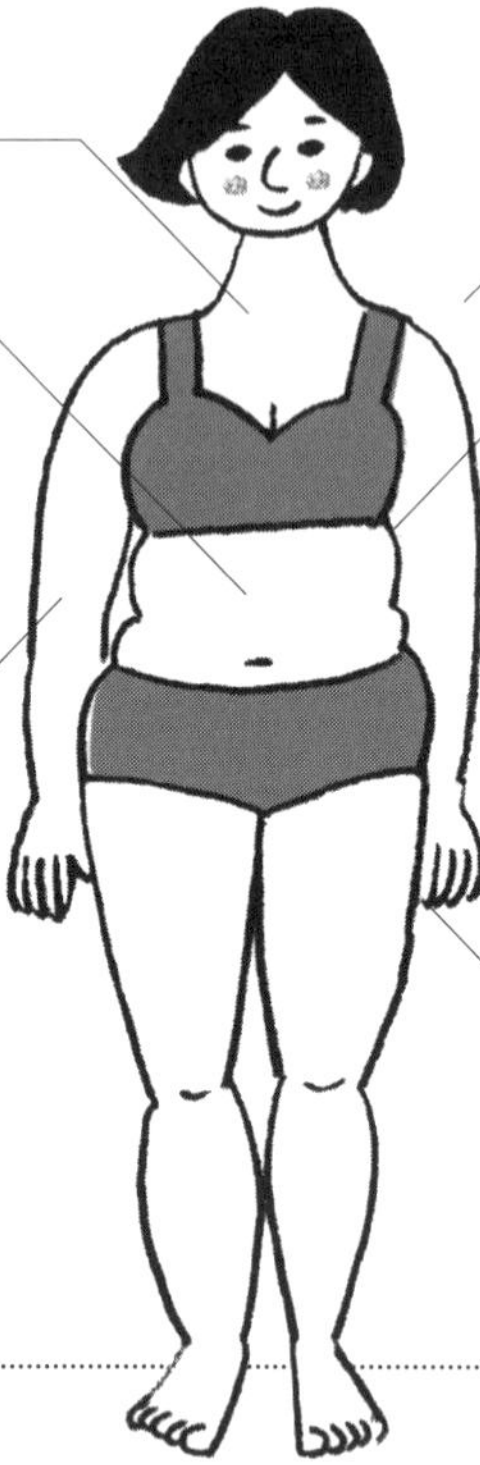

鎖骨の線が出ていない
胃が大きい
胴体が太く、肩幅の割に腕は細い
全身にまんべんなく脂肪がついている
背中の脂肪が厚い
お尻が丸く大きい

食生活の傾向

- 1日の食事が4回以上（朝食2回、夕食3回など、2食以上食べる食事がある）
- 間食を1日3回以上食べる
- ご飯、麺類、野菜、イモ、豆類、フルーツを食べ過ぎる（特に疲れるとたくさん食べる）
- 間食が高カロリー（コロッケパン、焼きそばパン、ハンバーガー、ポテトチップス1袋以上など）
- 食事を抜くことはめったにない
- おかわりしたり、人の残り物を食べる
- 体の表面がいつも冷たく、運動してもすぐ冷える
- のどが渇く、炭酸飲料を好む
- 夜中に目が覚めてトイレに行く
- 飲み会など夜に楽しむ予定が多い

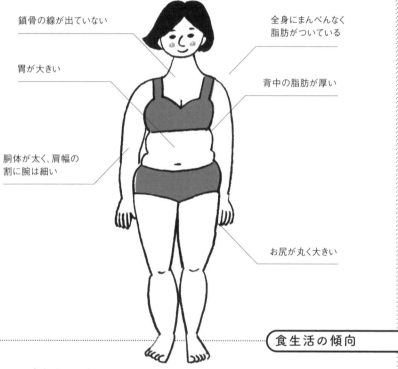

太り方タイプ④

上半身ぽっちゃり

脚は太くないのに、バストや、腕のつけ根、二の腕に脂肪が集中してつく。バストは大きいが垂れている。背中側の脇に脂肪がついていて、肩幅が大きい。腕を上げると、二の腕に垂れ下がる部分がある。胃の部分の脂肪がぶよぶよとたるむ。背中の脇に脂肪のひだのような線が入る。ダイエットをしても、下半身だけがやせて二の腕は太いまま。

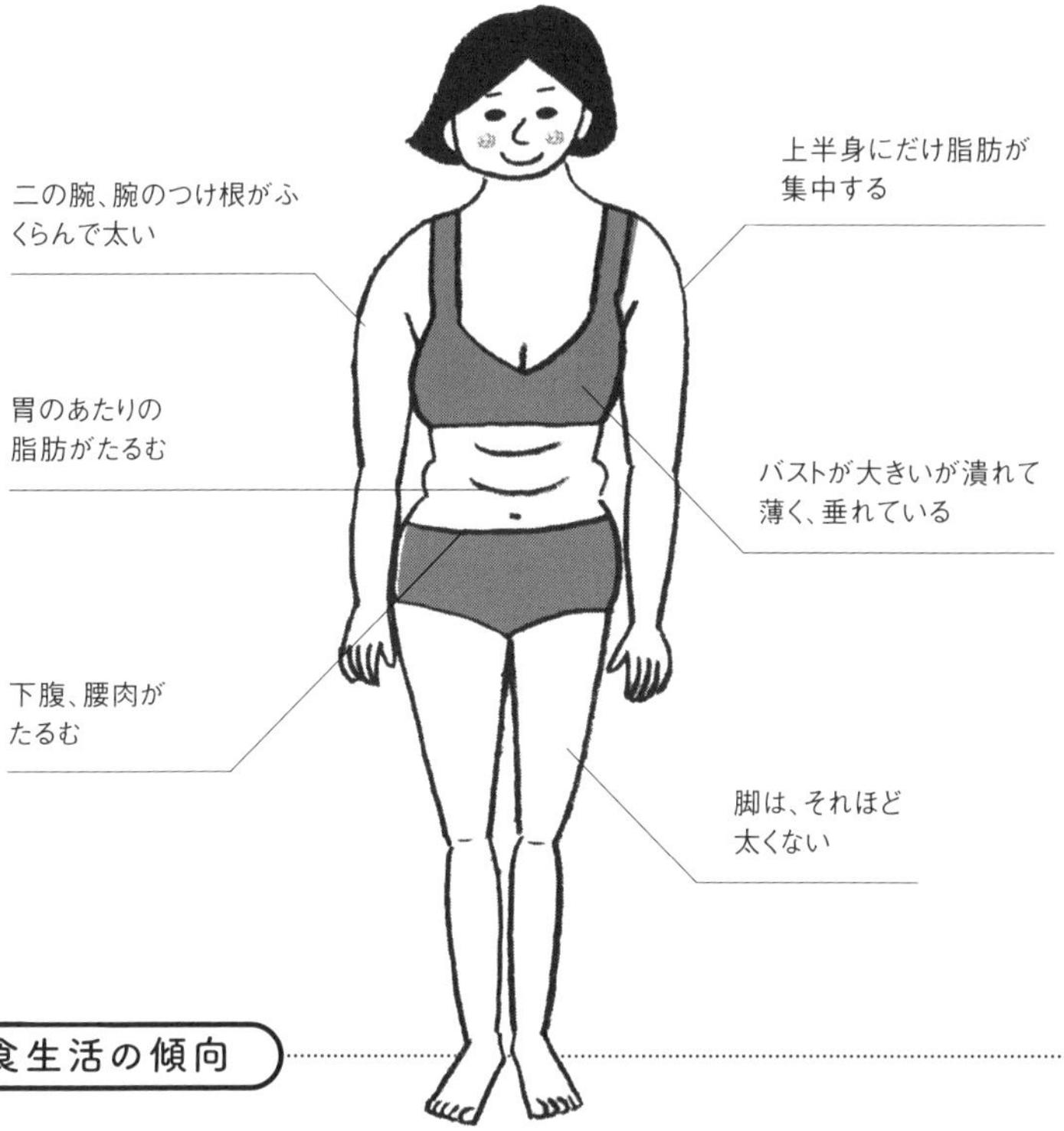

上半身にだけ脂肪が集中する
二の腕、腕のつけ根がふくらんで太い
胃のあたりの脂肪がたるむ
バストが大きいが潰れて薄く、垂れている
下腹、腰肉がたるむ
脚は、それほど太くない

食生活の傾向

- 朝食、昼食をしっかり食べるが、夕食は抜いても平気
- 午前中にケーキ、クリームやチョコが入った菓子パンを食べる。または朝食にする
- 午前中にお菓子や間食を2回以上とる
- 洋食をよく食べ、洋酒を飲む
- お酒はしっかりした食事と一緒に飲む
- 肉・魚をたくさん食べる
- 脂身や動物性油脂を好む（バター、クリーム、バラ肉、鶏皮、ロース、サバなど）
- サラダにドレッシングをスプーン2杯以上かける。油をよくとる
- 飲み物にミルク・クリーム・砂糖などを必ず入れて、午前・午後にそれぞれ2回以上飲む
- 夜更かしはせず、昼寝をすることがある

まずは、ダイエットの前にサイズを計測しましょう。そして、2週間のダイエットが終わったらもう一度、サイズを測って変化を比べてみましょう。

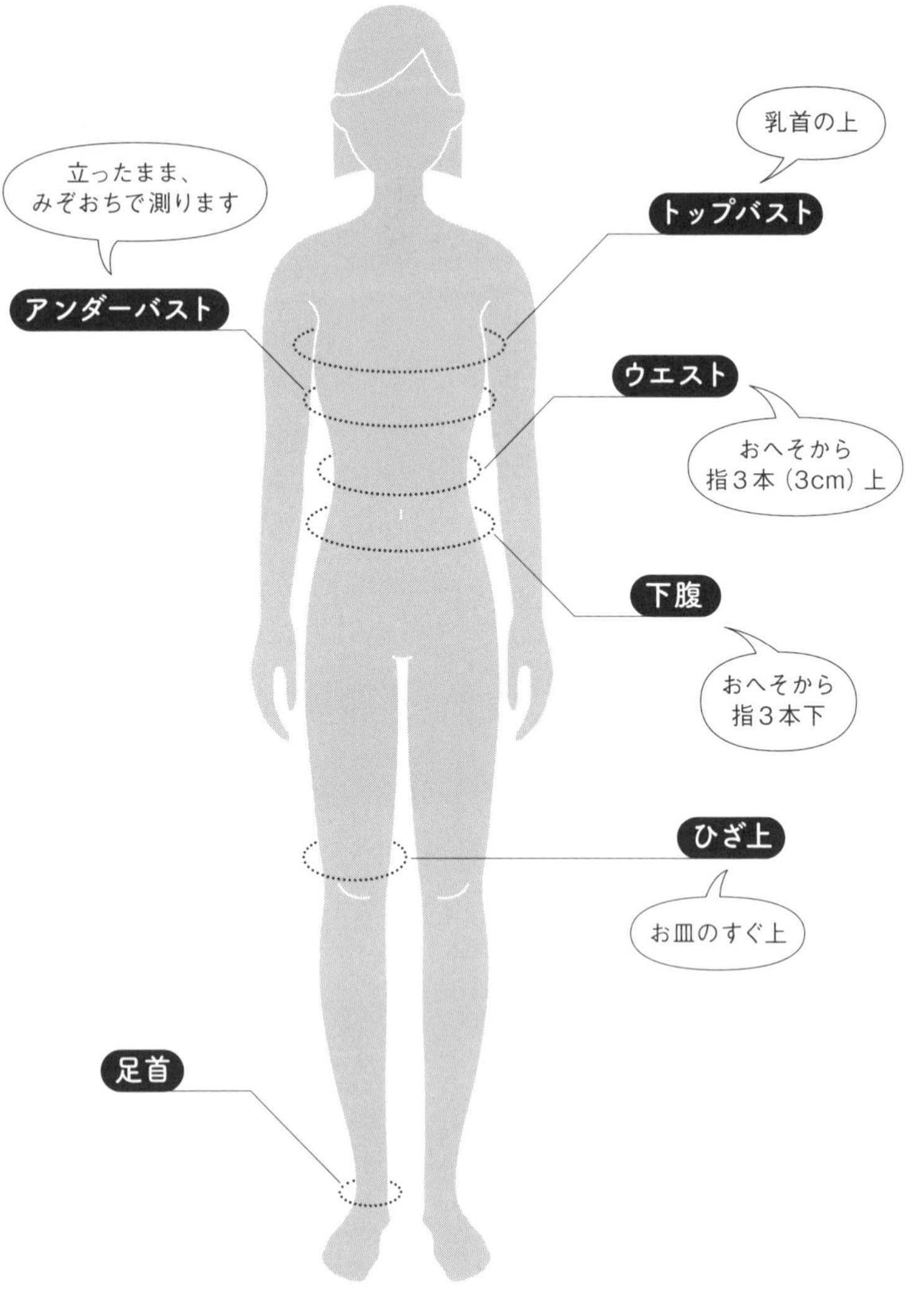

サイズを測りましょう

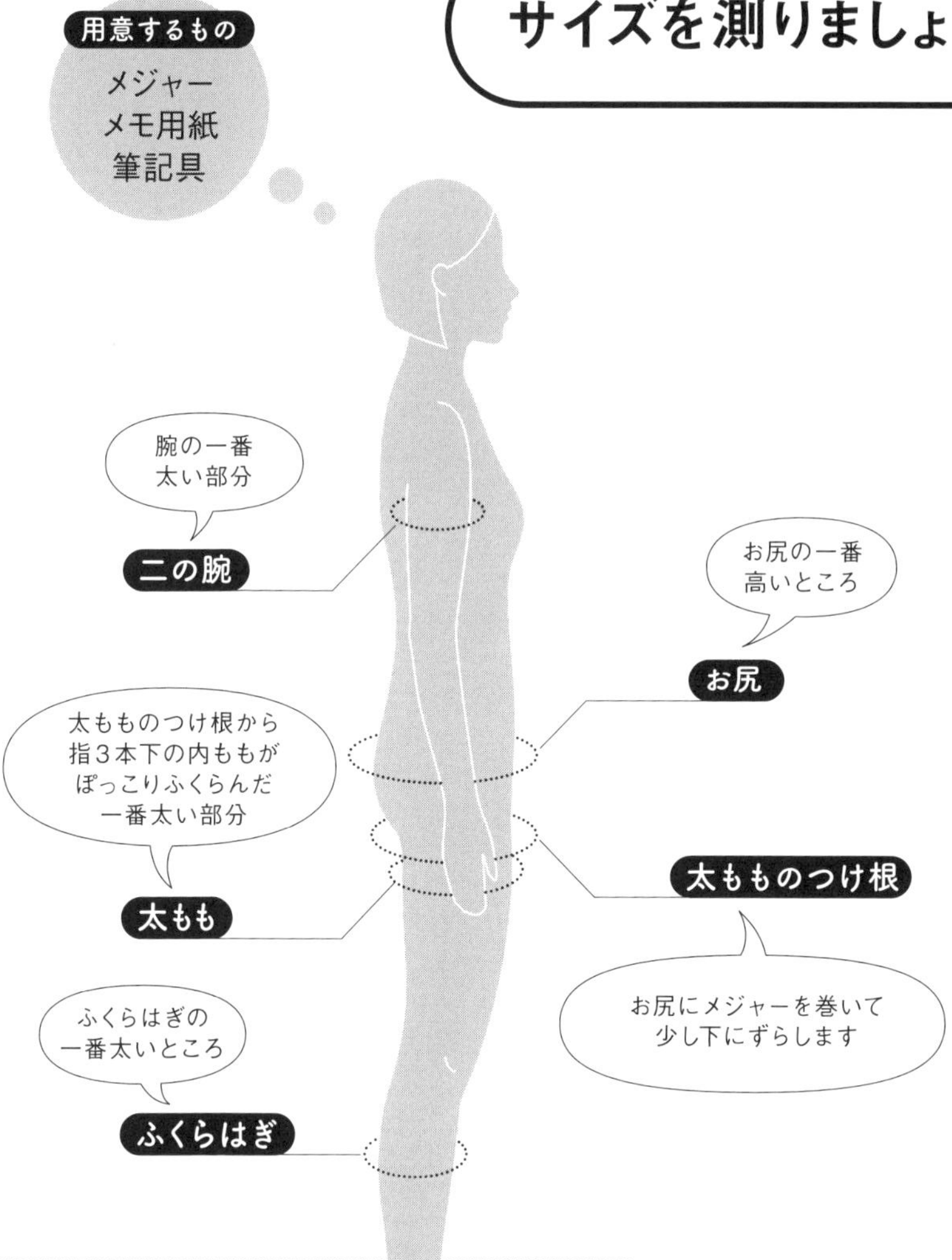

各部位のサイズを測ったら、次のページの標準サイズと比べて、過剰に太い部分がないか確認してみてください。

163cm（11号）	166cm（13号）	169cm（15号）	172cm（17号）	175cm（19号）
30cm	33cm	36cm	39cm	42cm
92cm	94cm	97cm	99cm	101cm
73cm	73cm	75cm	77cm	79cm
69cm	72cm	75cm	80cm	82cm
81cm	83cm	86cm	89cm	91cm
92cm	94cm	97cm	99cm	101cm
88cm	90cm	93cm	95cm	97cm
54cm	57cm	60cm	65cm	70cm
38cm	40cm	42cm	44cm	46cm
36cm	38cm	40cm	42cm	44cm
19cm	20cm	21cm	22cm	23cm

書き終えたら、上の表で自分の身長に近い箇所のサイズと比べてみてください。上記のサイズに比べて大幅に太い部位があれば、そこが部分太りです。計測は、ダイエット前と2週間後に行います。こまめに測るとより、結果が見えやすくなります。

／	／	／	／	／
cm	cm	cm	cm	cm
cm	cm	cm	cm	cm
cm	cm	cm	cm	cm
cm	cm	cm	cm	cm
cm	cm	cm	cm	cm
cm	cm	cm	cm	cm
cm	cm	cm	cm	cm
cm	cm	cm	cm	cm
cm	cm	cm	cm	cm
cm	cm	cm	cm	cm
cm	cm	cm	cm	cm

JIS規格とサロンでの計測データをもとに作成した、身長別の理想サイズ表です。
目標サイズの参考にしてください。

	計測部位＼身長・号数	152cm（5号）	155cm（7号）	158cm（9号）
理想サイズ	二の腕	21cm	24cm	27cm
	トップバスト	85cm	88cm	89cm
	アンダーバスト	62cm	67cm	72cm
	ウエスト	57cm	63cm	67cm
	下腹	76cm	78cm	80cm
	お尻	85cm	88cm	89cm
	太もものつけ根	81cm	84cm	85cm
	太もも	45cm	48cm	51cm
	ひざ上	32cm	34cm	36cm
	ふくらはぎ	30cm	32cm	34cm
	足首	16cm	17cm	18cm

サイズ記入表

ダイエットを始める前に、計測した11ヶ所のサイズを、下の表に書き込んでおきましょう。

	計測部位＼日付	ダイエット前	／	／
サイズ	二の腕	cm	cm	cm
	トップバスト	cm	cm	cm
	アンダーバスト	cm	cm	cm
	ウエスト	cm	cm	cm
	下腹	cm	cm	cm
	お尻	cm	cm	cm
	太もものつけ根	cm	cm	cm
	太もも	cm	cm	cm
	ひざ上	cm	cm	cm
	ふくらはぎ	cm	cm	cm
	足首	cm	cm	cm

第2章

「出せる量」だけ食べる！

下半身からやせる食べ方

まずは、自分の体を再認識

11ヶ所のサイズは測れましたか？

少し手間はかかりますが、スタート時の数値を知っておくことが、のちのちのダイエットにとても役立ちます。ぜひ、測っておいてください。

それに、測っただけでも、「太いと思っていたところが意外と太くなかった」「ぜんぜん気にしていなかったところにお肉がついていた」など、発見があったのではないかと思います。

自分がどんな体をしているのかを正しく認識すれば、どこをどうすると理想のプロポーションに近づけるのか、道筋が見えてきます。

これで、スタート地点に立てました！

たったこれだけ！「カノン食」

それではいよいよ、体を女性らしく健康に保ちながら下半身からやせていく、カノン式の食事法「カノン食」をご紹介しましょう。

それは、

1日3食、5時間おきに食べ、
そのうち1食を、「白いご飯」「生野菜のサラダ」「肉・魚のおかず」にする
水分をしっかりとって、食間に最低2回トイレに行く

これだけです。

びっくりしましたか？　本当にこれだけなのです。この簡単な食事法で、下半身からするするとやせていきます。

食材の選び方や具体的な量などは追って詳しくお伝えするとして、まずは、1日3回食べる食事の中に、1回でかまわないので、「白いご飯」「生野菜のサラダ」「肉・魚のおかず」の3種類がそろった食事を組み込むようにしてください。

最も取り入れやすいのは、昼食です。

外食なら、この3つがそろう和定食のメニューを選べばOK。コンビニなどを利用するなら、おにぎりとサラダチキンに生野菜のサラダを購入すれば、3点セットの完成です。

お昼の食事内容がよくないと、夕食までもたずに間食をしたくなってしまいます。結果、下半身を太らせる原因になることが多いので、昼食はなるべくきちんとこの3品をとるようにしましょう。

また、朝食をちゃんと食べず、午前中に間食しがちな方は、少し早めの11~12時にちゃんと3品そろった昼食を食べましょう。すると、午前中の間食を減らせます。

第1章でもお話ししましたが、この食事を始めると、最初にウエストのサイズが減り、続いて下腹、そして太ももとサイズダウンしていきます。

最後にお尻が小さくなった頃に、体重も減り始めます。

2週間で効果が表れるので、まずは2週間を目標に、続けてみてください。効果の目安としては、2週間でウエストが4センチくらい減る方が多く見られます。

そして、2週間のトライを終えてもう少しやせたいなと思ったら、もう2週間続けてみましょう。

その際には、基本の食べ方に加え、気になる部分を太らせている食材（詳しくは第5章で紹介します）だけを排除してください。これだけで、誰でも、理想的なプロポーションになっていきます！

なぜ、カノン食でやせるのか？
――「出す」ことに特化した食べ方

1日1回「白いご飯」「生野菜のサラダ」「肉・魚のおかず」の3点セットを、前後の食事と5時間空けてとるだけ。食事の間には、最低2回トイレに行く。

これが、私がサロンで指導している基本の食事法です。

聞いた皆さんは、「本当にそれだけでやせるの？」と、最初は半信半疑です。

なぜ、この食べ方で下半身からやせていくのか。これには、ちゃんとした理由があります。その仕組みをお話ししましょう。

ダイエットに詳しい方ならよくご存じだと思いますが、ダイエットでは、体に「入れる量」よりも「出す量」を多くしないと、やせていきません。

そのため普通は、入れたものをエネルギーとして消費するために運動したり、食事の量や特定の食材を制限して、入れる量を抑えようとするわけです。

ところが、肥満に悩む方は、入ってくるものが過剰になっているというよりも、そもそも「出すことが苦手」でよけいなものをため込む体になっているから太っている、というケースがほとんどなのです。

いくら食べる量を減らしたところで、出せなければどんどんたまって、体がぷよぷよになる一方。


これは、お湯の入ったお風呂を思い浮かべていただくとわかりやすいでしょう。

浴槽に入っているお湯を減らすには、蛇口を閉めてお湯を止めるより、お風呂の栓を抜いて流してしまったほうが早いですよね？

蛇口のお湯を止めれば、確かに浴槽にはこれ以上お湯は増えません。でも、たまったお湯は、蒸発していく以外、なかなか減ることはありません。一方、栓が抜けて水の流れができれば、たまったお湯はどんどん抜けていきます。

ダイエットもこれと同じですが、一点だけ、お風呂と大きく違うことがあります。

それは、体の場合は入ってくる量が少ないと、入ってきたものをいっそうため込もうとしてしまうこと。ですから、食べる量を減らしても、その割に体重は減らないのです。

そこで、体に水の流れをつくる感覚で、しっかりと「出す力」をつけ（それには栄養が必要です）、それと同時に、体に入れるものを「流れやすいもの（出しやすいもの）」にしていく。こうすると、余計なものがたまりにくく、太りにくい体へ変わっていきます。

そのために最適なのが、「白いご飯」「生野菜のサラダ」「肉・魚のおかず」の３点セットを１日１回とり、食間に最低２回はトイレに行く、カノン食というわけです。

バランスよくしっかり食べて「出す力」をキープ

サロンに来られるお客様に、

「『白いご飯』『生野菜のサラダ』『肉・魚のおかず』を1日1回は食べてね」と言うと、あまりにも普通のメニューなので拍子抜けするのか、きょとんとしてしまう方もいらっしゃいます。

「白いご飯」「生野菜のサラダ」「肉・魚のおかず」は、炭水化物、食物繊維、ビタミン、タンパク質などがそろった、ごくごく普通の定食メニュー。

これまで、糖質オフやプチ断食といったダイエットをしてきた方は、「こんなに食べていいのかしら」と思うようですが、「食べていい」というより、むしろ「食べなくてはいけない」のです。

「体重さえ減ればいい」というダイエットであれば、白いご飯を食べないようにしたり、断食をすればよさそうですが、それでは体に必要な最低限のエネルギーや栄養が足りなくなり、「出す力」が落ちてしまいます。

すると、一時的にはやせられても、結果的にまた、ため込みやすい体になって太っていきます。たまったものが体に定着してしまうために、やせてはいるけれどゾウさんのように足首がないとか、下腹だけが太いというように、体のどこか一部だけに肉がついた、バランスの悪い体になってしまうのです。

そうならないように、しっかりと栄養をとって「出す力」をキープしつつ、「出せる分だけ体に入れる」というのが、カノン食の基本的な考え方。

実際、朝・昼・晩、毎日同じ時間にリズムよく食事し、そのうち1回をこの3種類の食べ物をそろえて食べている方は、多少ふくよかでも、きれいなプロポーションをしています。

バランスがよくて満足感もある食事を、1日1回はしっかりとる。それが、キレイな体をつくるコツなのです。

「出す」ことに意識を向けるだけでも体重は減る

カノン食で大事なのは、出すためにきちんと栄養をとること。そしてもうひとつは、「出すサイクル」をつくることです。

私のサロンでは、この「出すサイクル」づくりも、食事とセットで指導しています。食事指導だけを一生懸命実践した方より、この「出すサイクル」にも気をつけた方のほうが、確実にキレイにやせていくのです。

具体的には、食事と食事の間に水分をよくとって、2時間おきに最低2回はトイレに行くこと。たったこれだけです。

ご飯を食べ終わったら2時間後にトイレに行き、軽く水分をとって、またその2時間後にトイレに行きます。そして次の食事の前にまたトイレに行き、膀胱を空にしてから食べるようにします。

食事をしたら出す、というリズムを意識するだけの簡単な方法なので、誰でもすぐに実践できます。

食べ過ぎが原因で太っていた方なら、食事制限をしなくても、**「食べたら出す」「飲んだら出す」という「出すサイクル」を繰り返す**だけで、しだいに「出せる体」に変わっていくので、やせるまでにそれほど時間はかかりません。1~2週間でお腹回りや太ももは3~4センチ、体重も2~4キロくらいはすぐに減らすことができるでしょう。

一方、食べていないのに下半身が太いと気になっている方は、まずは1日3回ちゃんと食べて、もともと誰でも持っている「出す力」をアップさせましょう。

お通じが週に2~3回以下という便秘がちな方や、おならが出る・おならの臭いが強い、または1日にトイレに行く回数が5回以下という方も、「出す力が弱っている人」です。ぜひ、カノン食で「出す力」をつけてください。

「出す力」を発揮できるようになると、おならが出なくなったり、排便・排尿の量や回数が増えます。余計なものが体にたまることなく、出て行ってくれるので、ウエスト、下腹とお腹回りがすっきりし始めます。

早い方で4日、遅い方でも2週間程度で出すサイクルが整い、しっかり出せるようになるので、2週間はあきらめずに続けてみてください。

続けているだけで、気づけば体型がすっきりしています。

1日に出せる量って、どのくらい？

カノン食の考え方は、出せる分だけ食べる、出しやすいものを食べるということ。
では、人の体はどれくらい「出す」ことができるのでしょうか。

「出す量」とは、すなわち排泄物の量です。
あなたは普段、1日にどれくらいの量を出していますか？
ちょっと考えてみましょう。

一般的に、体が1日に出せる排泄物の量は、健康状態のよい人で、重さにして約2キロと言われています（以下、ちょっと汚い話になりますが、おつき合いくださいね）。
まず、尿が1回に200～400グラム。人が1日にトイレに行く回数は、尿量が少なめの方で1日に8～9回、多い方で1日に4～5回ですから、尿だけで1日だいたい1800グラム。そして排便が1回200グラムくらいなので、合わせて2キロというわけです。

では、出すのが2キロとして、入ってくるのは何キロでしょう？

味噌汁、お茶などの水分も含めた一般的な和食の定食メニューは、総重量1キロ以上になります。ですから、和定食を1日に2回、昼と夜にしっかりとると、入ってくる量は2キロ以上。人が1日に排泄できる量を超えてしまいます。

とすると、朝食や間食の分は……？

そうです。外に出て行かずに、日々体にたまっていく、ということですね。

クリスマスや忘年会などのイベントが続いた後、一気に3キロ太った！　なんていう経験がある方は多いと思いますが、それは、ボリュームのある外食を1日に2〜3回食べる日が数日続いたからだと思います。旅行のときもそうですね。

つまり、外食で1人前とされる量を1日2回程度食べていると、1日の出せる量を超えるので、誰でも太ってしまうのです。

「出せる量」に合わせて、「食べる量」を決める

カノン食の考え方は、バランスのよい食事をきちんととって「出す力」をキープしつつ、出せる量だけ食べる、というのが基本です。

いくら質のいい食事でも、出せる量を超えて食べてしまうと、やはり太ってしまいます。ダイエット中は、「出せる量より少なく食べる」というのが、理にかなった食べ方です。

では、カノン食の場合、どれくらいの量を食べればよいのでしょうか?

基本のカノン食
（1食250g）

白いご飯／100g……おにぎり1個分程度
生野菜／ 50g……小鉢1杯程度
肉・魚／100g……魚切り身1枚、刺身4切れ、生姜焼き3枚程度

＋温かいお茶 1杯 150cc

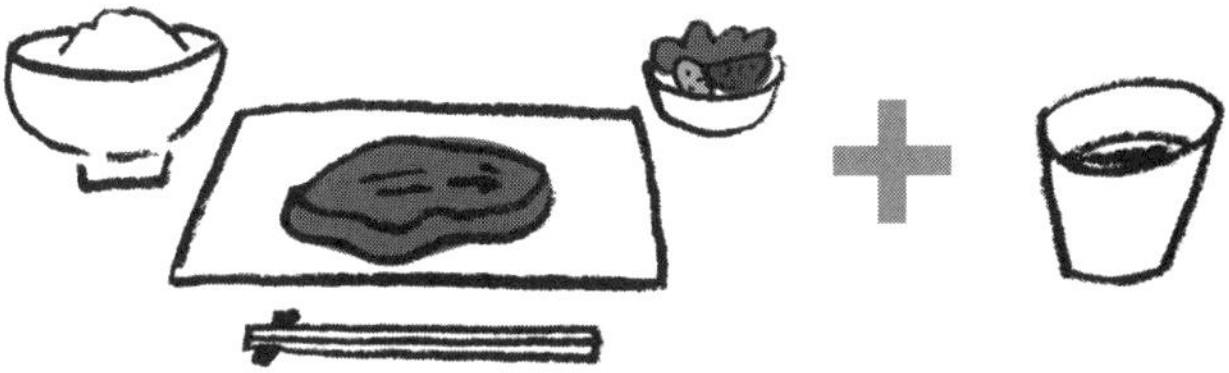

※汁物（味噌汁、スープなど）はとらないでください
※「出す力」を強化するために、汁物のかわりに温かいお茶を1杯飲みましょう
（日本茶やストレートの紅茶、コーヒーでもOKです）

いかがでしょう？

「多い」と感じた方もいれば、「少なすぎる！」と思った方もいるでしょう。

体重によって必要なカロリー量は変わりますが、ダイエット期間はこの量がひとつの目安になります。ダイエットしたいとき、１回の食事でこれ以上の量を食べているとやせません。

カノン食は、１食で２５０グラム。プラス、お茶を１杯飲んで４００グラムです。

これは、食事と食事の間の５時間で出せる量を基準にしています。

食事の２時間後にトイレに行って、３００グラムを尿として排泄。それから２～３時間後、もう一度トイレに行けば、合計５００～６００グラム分の尿が出ることになります。

その間、温かいお茶を１杯１５０cc程度、ゆっくり飲めば、さらに「出す力」がアップ。

とくに、最初のダイエットの目安期間の２週間は、１回の食事分をしっかり出してから次の食事をすることを心がけましょう。

出せない体はやせない体
排出力をチェックしよう！

ちゃんと出せているかどうかを確認するには、朝起きて1回目の尿の量を測ってみてください。

といっても、検尿のように測るのではなく、まず排尿前に体重計に乗ります。それからトイレに行き、その後でもう1回体重計に乗って、トイレに行く前の体重からトイレに行った後の体重を引き算します。それがあなたが出した尿の量です。

膀胱がためられる尿の量は、400〜500グラム程度。寝ている間の7〜8時間はトイレに行かないわけですから、朝は、本来ならば400グラムくらいは出したいところです。ところが、排出力の弱い方は、100グラムくらいしか出ません。

300グラムくらい出ていれば、排出力はまあまあ。中には、500〜700グラム出る方もいますが、たくさん出ればいいということではなく、それは水分のとりすぎです。普段とっている水分量を見直しましょう。

排出力の弱い方は、なぜそうなるのかというと、量を食べ過ぎていたり、こってりしたものを好んだりするせいで、尿の出が悪くなっているからです。味の濃い副菜や汁物、タレやソース、油は、体内の流れを滞らせ、出しにくい体をつくる犯人なのです。

このような「出しにくいもの」を控え、「出しやすいもの」に変えるだけで、ダイエットは格段に成功しやすくなります。

それでは、より下半身やせの効果が上がる、カノン食の食材を次章でご紹介していきましょう！

第3章

正しく食べて、出せる体をつくる

もっと効果を上げる「カノン食」の食べ方

効果絶大！
基本のカノン食・食材選びと調理法

カノン食は、「白いご飯」「生野菜のサラダ」「肉・魚のおかず」の3点セットを、1日に最低1回食べるだけというシンプルな食事法。ですが、

「調理法はどうすればいいの？」
「野菜は生じゃないと絶対にダメ？」
「お肉は、ソーセージやハムに変えてもいい？」

など、実践するにあたって、いろいろな疑問が出てくると思います。

実はカノン食には、より効果を上げるための食材選びや調理法のコツがあります。これらを行えば、下半身やせがいっそう早くなり、確実に理想のプロポーションに近づけますので、ぜひマスターしてください。

はじめに、基本のカノン食の食べ方を改めて解説します。

●白いご飯100グラム

まずは、ご飯をよく噛んで食べます。ご飯は、1日の活動に必要なエネルギーをとれて、なおかつ体に残りにくい、すぐれた日本食。製造の過程で、添加物や油など余計なものが入りがちなパンや麺類に比べ、家庭で炊くご飯は水とお米だけという、調味料も保存料も入っていない安全な食べ物です。その分、胃や大腸の通過も早く、体がきれいになる力を引き出す栄養素以外はすぐに体の外に出て行くので、体型を整えるためには最適なのです。

ただし、チャーハンや炊き込みご飯など、調味料を使うと白いご飯の長所が消えてしまいます。ダイエット中は、味つきのご飯は控えてください。

◎ダイエット中の炭水化物は、ご飯が最適
◎パンや麺類などの小麦粉製品は体から抜けにくいのでNG
◎炊き込みご飯など、味つきのご飯は調味料過多で排出しにくくなるのでNG

●生野菜50グラム

カノン食で必須の「生野菜50グラム」は、火を通した野菜や、漬物で代用することはできません。あくまで、生野菜をとってください。

サラダのほかには、野菜スティックや大根おろしなどがおすすめ。また、ドレッシングやマヨネーズなどの調味料はできるだけ使わず、レモン汁などで食べるのがベストです。

生野菜50グラムというと、日頃意識して野菜をたくさん食べている方にとっては、びっくりするほど少なく感じられるかもしれません。ですが、野菜をとりすぎている方の中には、ぽっこりお腹や、脚のむくみで悩んでいる方が多いのです。これは、野菜の食物繊維が消化されにくく、体にたまることが原因。野菜の食べ過ぎをやめることで、これらのお悩みは解消します。

一方、生野菜を毎日食べていない方にも、バストは小さく脚は太いといった、体重の割に下半身に肉がついている方が多く見られます。これは、消化を助ける酵素の不足で、食べ物がスムーズに消化されず、体にたまっていることが原因です。野菜は、多過ぎても少な過ぎてもいけないのです。

私が一番おすすめしたい生野菜メニューは、食べ物の分解を助ける酵素たっぷりの、生大根。お腹の調子がよくなって、下半身からすっきりやせられます。

◎1食で食べる生野菜は50グラム（小鉢1杯分）

◎ゆで野菜、煮野菜など火を通したもの、漬物はＮＧ

◎肉と一緒に調理しない

●肉・魚100グラム

ハムやベーコンなどの加工肉やひき肉以外の肉・魚を、単品で調理して食べましょう。味つけはなるべくシンプルにして、調味料はとりすぎないようにしてください。

できれば、1週間のうち肉と魚を半々にとり、肉の種類は、牛肉・豚肉・鶏肉をまんべんなく食べると、より理想的です。なぜなら、肉や魚の種類によって、肉がつきやすい場所が変わってくるからです。バストアップしたい方は、肉を多めにしましょう。

注意していただきたいのは脂身。牛・豚の脂身や鶏皮は避けてください。

◎刺身、焼くだけなど、シンプルな調理法で食べる

◎野菜炒めや鍋のように、野菜と一緒に調理せず、単品のおかずにする

◎肉の脂身・鶏皮は食べない

◎1週間のうち、肉と魚をバランスよく食べる（魚と肉を半々。牛・豚・鶏はまんべんなくとる）

なぜ、ご飯の量は100グラムなのか

以上が、カノン食の基本の食べ方です。

それぞれ、なぜこのような食べ方が必要なのか、もう少し詳しく解説しましょう。

白いご飯は、ほかの主食と比べても体にたまりにくく、必要なエネルギーがとれるすばらしい日本食とお話ししました。そのご飯100グラムというのは、だいたいコンビニのおにぎり1個分くらいです。これは、一般的な「少なめご飯」の量よりも、さらに少ない量です。

外食で「ご飯は少なめでお願いします」と注文した場合のご飯の量は、だいたい150グラム。これは、体重62キロの方が体重を維持するのに必要な量です。つまり、ほとんどの日本人女性には多すぎます。

ちなみに、外食や惣菜弁当の普通盛りご飯は200グラムですから、外食が多い方

の場合、ダイエット中はご飯を半分に減らしてもらうことを心がけるとよいでしょう。

家でご飯を炊いて食べる場合は、1食分100グラムをきちんと測り、小分けにして冷凍しておくと便利です。そのとき注意していただきたいのは、炊く前の生米の状態で100グラムではなく、炊いた状態で100グラムということ。

冷凍おにぎり1個100グラムと、肉・魚のおかず、生野菜を用意すれば、ちゃんとしたカノン食になります。

なぜ、肉・魚を食べるのか

太るイメージや豪華な食事のイメージがあるからか、ダイエットのために肉や魚を避ける方は多いようです。

でも、肉・魚の主菜を食べない食事でやせると、バストや肌がたるんできます。また、疲れやすくなり、せっかくやせても顔色が悪い、手足が冷えるなど、体に不調も出てきます。全身の細胞はタンパク質からできているので、タンパク質が不足すると体がうまく機能しなくなるのです。つまり、生命活動に支障が出てしまうということ。もちろん、排出するためのエネルギーも足りないので、体にはジワジワと余計なものがたまっていきます。

ですから、たとえダイエット中であっても、肉や魚などのタンパク質を毎日とることは必須です。

一般的な日本人女性としては、1日に最低でも1回、70~100グラム程度の肉・

魚を食べて栄養をとる必要があります。魚の切り身1枚程度なのですが、ちゃんと食べられていない方のほうが圧倒的に多いのです。

プロポーションづくりからいっても、タンパク質は重要。日本人女性は、体にメリハリの少ない「薄い」体型の方が多いので、豊かなバストは憧れのひとつでしょう。もともと胸が小さい方はあきらめがちですが、ダイエット中も肉・魚をしっかりとれば、必ずバストアップします。

たとえば、バストが80センチ以下という方は、最低でも1日1回の肉・魚メニューを食べると、バストは83センチ、すなわち9号サイズの服のバストに育ちます。

一方、肉や魚を食べ過ぎている方は、バストだけでなく、背中や肩、腕回りなどにも肉がついて、服がきつくなってきます。

また、バストが90センチ以上あって、日本人女性としては太って見えやすいというお悩みを抱えている方も、肉や魚を食べ過ぎている場合があります。

食べ過ぎとはどのくらいかというと、焼肉・しゃぶしゃぶなら3皿以上。ステーキなら150グラム以上。焼き魚なら2匹以上、と主菜の量が多いだけでなく、前菜にも魚介のカルパッチョやフライなど、数皿の肉・魚料理を一度に食べるといった食べ方です。これは、カノン式では2～3人前の量になります。

肉・魚が多くなるということは、たいていは調味料も多くなるということ。塩やソース、しょうゆが多くなると「出す力」が衰え、脚をはじめ下半身が太くなります。人によっては、一緒にご飯やパン、麺類をたくさん食べてしまうことにもなるでしょう。

このように、肉・魚は、多過ぎても少な過ぎてもいけません。

1日に、肉・魚を過不足なく、100グラム程度食べていれば、バストがしっかり育ち、メリハリのあるプロポーションをつくりながら、下半身のいらない部分の脂肪だけをスッキリさせていくことができるのです。

野菜をたくさん食べ過ぎると太る！

一般的に、「健康のためには野菜をたくさん食べたほうがいい」といわれているので、ダイエット中も野菜を頑張って食べている方は多いと思います。

ですが、野菜の食べ過ぎも太る原因のひとつ。

私がとっているデータでは、58キロ以上で、バストのふくらみがある女性らしい体型ながらも太っている方の多くは、野菜をしっかり食べています。

さらに詳しく食事記録を見てみると、コンビニのサラダパック1袋120グラムを1回の食事で食べきり、さらに根菜類の煮物や、具だくさん味噌汁、鍋物、炒め物などを1食に必ず1品から3品程度食べていることが多いのです。

野菜は栄養豊富ですが、実はお腹の中にたまりやすい食べ物。そのため、たとえば内視鏡で大腸検査をするときには、検査前に食べないよう注意されることもあります。

体にいいからと食べ過ぎていると、その分長くお腹にたまってしまい、カロリー以上に太ることになるのです。

私も一時期、生野菜やゆで野菜・海藻を1日350グラム、30品目食べることに挑戦しましたが、ウエストは太くなるし、便秘になるしとさんざん。そのうえ、お金はかかるわ、食べきれずに傷んでしまった野菜は捨てることになるわで、とても続けられませんでした。

一方、やせていてバストが小さい割に脚が太い、という部分太りの方のほとんどは、生野菜も火を通した野菜も食べていません。1週間に1回も野菜メニューが出てこない方も多いのです。つまり、野菜をまったくとらないのも、排出がうまくできないのでNGということです。

とすると、野菜の適量は、「100グラム以上（太っている方が1食でとっている野菜の量）」と、「野菜なし（やせているのに部分太りしている方がとっている野菜の量）」の中間がよいのではないかと考えられます。

というわけで、体にたまらず、でもしっかり体の中で便をつくることができる量・50グラムが、おすすめの分量なのです。

なぜ「生野菜」がいいのか

ところで、「野菜は健康的だから、野菜ならなんでもかまわない」と思っている方も多いのではないでしょうか? ですが、カノン食では「生野菜」であることが鉄則です。

なぜなら、火を通した野菜と生野菜では、体に表れる変化が違ってくるからです。

野菜には、消化を助ける食物酵素が含まれています。

食物酵素は熱に弱く、火を通すと働かなくなるので、加熱した野菜では酵素の効果が得られません。そのため、体から出にくくなってしまい、下腹とお尻回りを太くするのです。

反対に、生のまま野菜を食べると、食物酵素が便を出すのを助け、体の中をきれいに掃除してくれます。ですから、適量の野菜を朝・昼・夜に食べれば、スタイルのバランスも整って、太りにくくなるのです。
ただし、夜遅い時間に生野菜を大量に食べると、体が冷えたりむくんだりすることがあります。帰りが遅くなった日などは、無理に食べるのは避けましょう。

ちなみに、ピーマン、にんじん、たまねぎなどは当然加熱するものと思われがちですが、実は、どうしても加熱しないと食べられない野菜はそれほど多くありません。ぜひ、生の味わいを楽しんでみてください。

とはいえ、たとえばピーマンのように、火を通して苦みをやわらげないと食べにくい野菜もありますよね。そういうときは、焼いた肉で巻いて食べる工夫をしてみてください。焼いた肉で巻くと、肉の熱でピーマンは少し柔らかくなり、食べやすくなります。もやしなど、ほかの野菜でも試してみてくださいね。

一番のおすすめは生大根

おならが出る・臭いが強い、便が出にくい、下腹がぽっこり出ている……。これらはみな、「出す力」が落ちている証拠です。こういう方は、生大根をサラダやおろしで食べると、お腹の調子が改善し、出す力が回復してきます。

生野菜の中でもとくに生大根をおすすめする理由は、大根に含まれる食物酵素が、肉とご飯の両方を分解してくれるすぐれものだから。

つまり、悪いものを体にためずに外にするっと出す、お腹のお掃除が得意な大根は、ダイエットに最も適した野菜ということです。

ただし、大根に含まれる食物酵素は熱にとても弱いので、ぜひ生で食べていただきたいのです。私の場合、最初は毎日1回、生大根をすりおろし、スプーン3杯くらい(40グラム程度)の量を食べるようにしたところ、食べ始める前は週に1回程度しかお通じがなかったのに、週4回になりました。

最終的に、大根おろしを1日3回食べるようにしたら、毎日排便できるようになり、今ではお通じが1日2回もある日も。そして、まったく便秘をしなくなったので、下腹回りが10センチダウンしました。

お通じが毎日ある方は、大根に限らず、生野菜なら何でもOKです。1食で50グラム以上にならないよう、最初は量に注意しましょう。

「生野菜50グラム」におすすめの野菜と、量の目安

◎生大根　輪切り1センチ程度
◎きゅうり　半分
◎トマト　2切れ
◎パプリカ　半分
◎キャベツ　1つかみ
◎海藻類　2つまみ

生大根の効果的な食べ方は?

生大根は、千切りや短冊切りで生大根サラダにして、よく噛んで食べるのがポピュラーな方法。ですが、お腹の調子がよくない、おならがよく出る、おならが臭う方は、消化能力が落ちている可能性が高いので、まずは大根おろしで食べるのがよいでしょう。

というのも、私が集めたデータでは、消化能力が弱っている方や排出力が弱い方は、噛むのが苦手なことが多かったのです。ですから、まずは大根おろしから始めたほうが食べるのが楽ですし、長続きもしやすいと思います。

まずは1~2週間くらい、食事のたびに50グラムの生大根をすりおろして食べるようにしてください。ザルにあげて水分を切ったりせず、汁まで全部食べましょう。大根おろしの酵素パワーで消化機能が改善して、排出力も高まります。

生大根のおすすめの食べ方

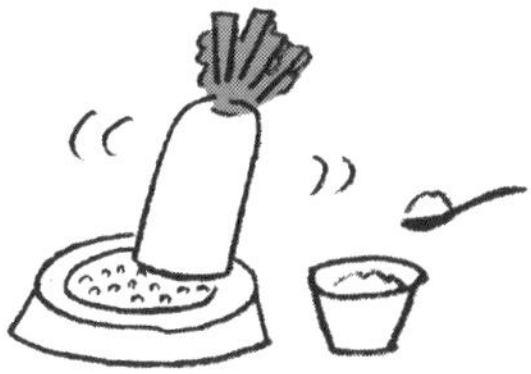

①おろす

ダイエットを始めたばかりで、まだ排出力が弱いときに、一番効果的な食べ方。調味料で味つけをせず、レモンなどで食べましょう。

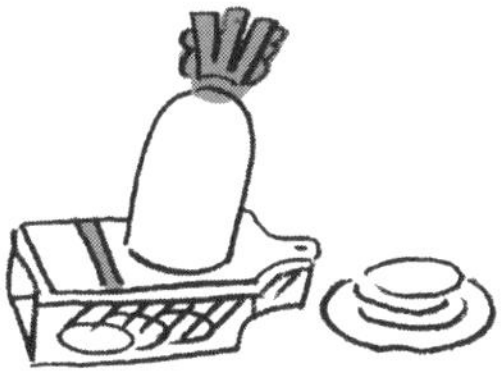

②スライサーでスライス、または千切りにする

生大根サラダとして食べたいときにはスライサーを使うと、舌触りがよくなります。

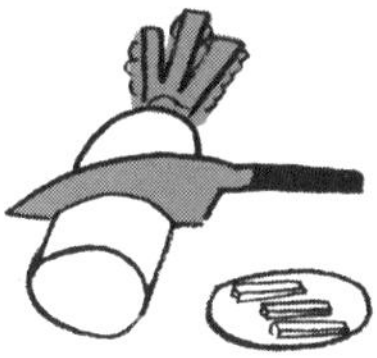

③スティックにする

1センチ角くらいのスティック状に切り、よく噛んで食べます。とくに前歯でよく噛むと、顔の筋トレがわりになり、輪郭がスッキリしてきます。

副菜の食べ方

ポテトサラダ、青菜のお浸し、納豆、ヒジキ煮、根菜の煮物、漬物といった副菜は、栄養を補って食卓を豊かにしてくれますね。

ですが、ダイエット中はこうした副菜を控えましょう。

私のデータでは、体重が重い方、脚やお尻が太い方ほど、メニューに品数が増えていきます。量も、お弁当に入っているもの数種類を食べると、30〜50グラム。おにぎり半分を追加で食べているのと同じになってしまいます。

体重が65キロを超えると、ポテトサラダが小鉢でなくお茶碗サイズになったり、たくさん作ったからと1食で食べきってしまったり、果ては煮物をカレー皿で食べ、ご飯も大盛りで食べるといった具合に、どんどん多くなるのが副菜です。

どんなに食べる方でも、主菜ばかりは食べられません。ですが、副菜なら少しずつたくさんの種類を食べられるので、歯止めがきかなくなってしまうのです。

調理されたメニューの品数が多くなるということは、食材の量だけでなく、調味料、とくに塩分や油が増えることになります。塩分は、むくみなど下半身太りの原因です。

一度体にため込んだものをちゃんと排出できる「出す力」が高まっているときなら、副菜を食べることで栄養のバランスがよくなり、健康にも貢献してくれます。ですが、ダイエット期間の2週間は、副菜はやめて生野菜サラダ50グラムをとりましょう。

やせることが目的ではなく、今の体重をキープするために「カノン食」を食べるのであれば、火を通した根菜類を避け、1日10グラムを1品までなら、副菜を食べても大丈夫です。

出すサイクルをつくる飲み物

出すサイクルをつくるためには、基本のカノン食のほかに、水分をしっかりとることも大切です。もちろん、何を飲んでもいいというわけではなく、効果的なものと、そうでないものがあります。

砂糖やミルクが入っている飲み物は、一度体内で分解しなければいけないので、体にとっては食べ物と同じ。飲むたびに内臓はずっと分解作業をしなければならず、排出に力がまわらないので、出すサイクルを高めるためには向いていません。

一方、味のついていないストレートの飲み物なら、余計なものが入っていないので消化を行う必要がなく、体内に水の流れをつくってくれます。

ただし、夏場や、運動量の多い方以外は水よりも利尿作用のある温かいお茶やコーヒーがおすすめです。炭酸水も、砂糖が入っていなくても、ダイエット中は避けましょう。

OKの飲み物

◎水

◎味のついていないストレート
（緑茶、紅茶、麦茶、
コーヒー、ハーブティーなど）

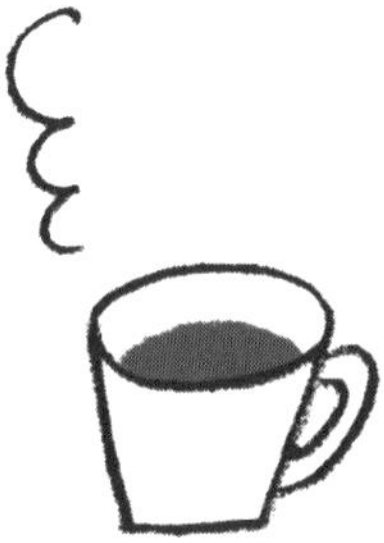

NGの飲み物

◎砂糖やミルクが入ったもの
（ジュース、清涼飲料水、
カフェラテ、ミルクティーなど）

◎炭酸水

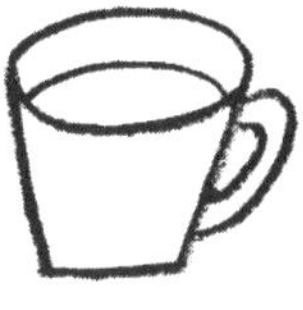

黒烏龍《ウーロン》茶やコーヒーなど、黒い飲み物で大腸のお掃除

黒烏龍茶、コーヒー、黒豆茶など、黒い飲み物は下半身やせに最適です。

烏龍茶は、茶葉を発酵させる過程で生成される烏龍茶特有の成分「烏龍茶重合ポリフェノール」を含有しています。この成分には、食べ物に含まれる脂肪分とくっつき、便と共に排出する働きがあります。脂肪分の多い食べ物と一緒に烏龍茶を飲むと、脂肪の吸収を防いでくれるのです。

黒烏龍茶は、普通の烏龍茶よりも、この烏龍茶重合ポリフェノールの割合が多いのでさらにおすすめ。また、烏龍茶の苦みやえぐみの成分には、油脂を分解したり、糖質が脂肪に変わるのを防ぐ効果もあります。

中国では脂っこい中華料理を食べながら、温かい黒烏龍茶をガブガブ飲みますが、とても理にかなった習慣なのですね。

ただし、烏龍茶を飲めば、すでについてしまった脂肪まで分解してくれるというわ

けではありません。また、空腹時に飲むと、粘膜を分解して胃に負担をかけてしまうため、食事中か食後30分以内に飲むようにしましょう。

中国茶には、デトックスや体内浄化を助けてくれるものが多いのですが、なかでもジャスミンティーは、お腹ぽっこりの方におすすめのお茶。ジャスミンティーと同じく黄色いお茶、ほうじ茶や温かい麦茶なども、お腹をスッキリさせる効果があります。

食後のコーヒーで油を体外に排出

また、大腸には油汚れがこびりつきやすいのですが、この油汚れは、水分や食物繊維のたわしでこすってもなかなか落ちません。油性の汚れは、油性の洗剤で洗うというのが基本。そこで、おすすめしたいのがコーヒーです。

自分でドリップしてコーヒーを飲む方は、コーヒーを入れると、上澄みに油のようなものが浮いているのを見たことがあるのではないでしょうか？　これは、コーヒーから出た油分。この油分に、大腸にこびりついた油汚れをごっそり体外に出す効果があるのです。実際、植物油脂でできたコーヒーフレッシュを水に入れても混ざりませんが、油性の飲み物であるコーヒーに入れたときは混ざりますね。

濃いクリーム系の洋食やお肉を食べた後は、ブラックコーヒーを1杯。胃腸の中で食べ物の油分と混ざって、腸内にこびりつくことなく一緒に外に出してくれます。

ただし、コーヒーとはいえカフェラテを飲むと、胃腸が消化を行わなくてはならないので、排出まで十分な力がまわりません。また、飲むならインスタントではなく、ちゃんと豆から淹れたドリップコーヒーを、砂糖やミルクを入れないブラックで飲みましょう。

ちなみに、コーヒーにも黒烏龍茶にも、カフェインが含まれています。どちらもあまり大量には飲まないように注意してください。

下半身やせに効く飲み物＝黒い飲み物

・コーヒー
・黒烏龍茶
・黒豆茶

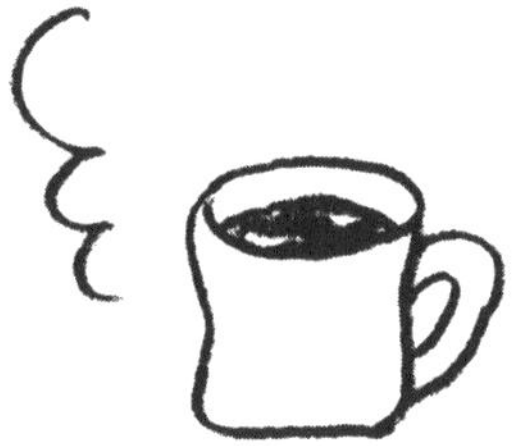

お腹ぽっこりに効く飲み物＝黄色いお茶

・ジャスミンティー
・ほうじ茶
・麦茶
・コーン茶

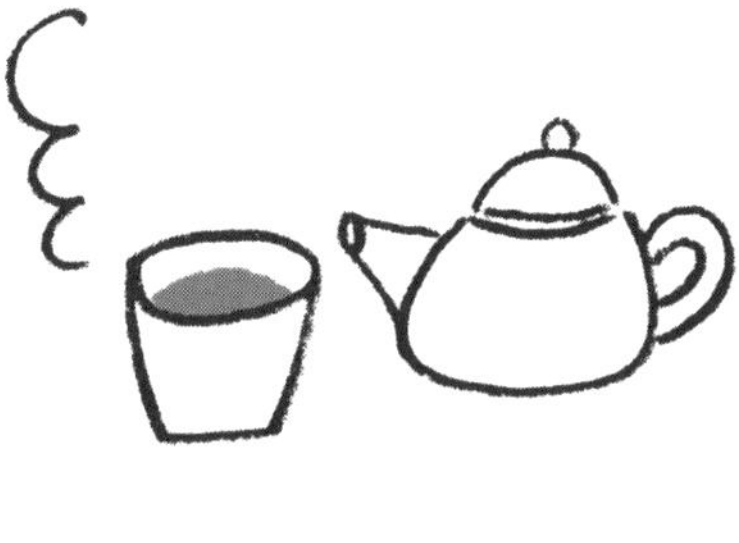

サンプル

カノン食の 1プレートメニュー

これまでたくさん食べていた方にとって、「カノン食」は少なく感じてしまうと思います。そこでおすすめなのが、20センチサイズのお皿にすべてを盛り付ける、1プレートメニュー。次のようなメニューを1プレートに盛り付けると、ボリュームアップして見えるので、満足感が得られますよ。

焼き魚プレート 01

- ご飯 ／100g
- 生大根サラダ ／生大根 40g＋レタス10g
- 鮭の西京漬けフライパン焼き／1枚
- 麦茶／1杯

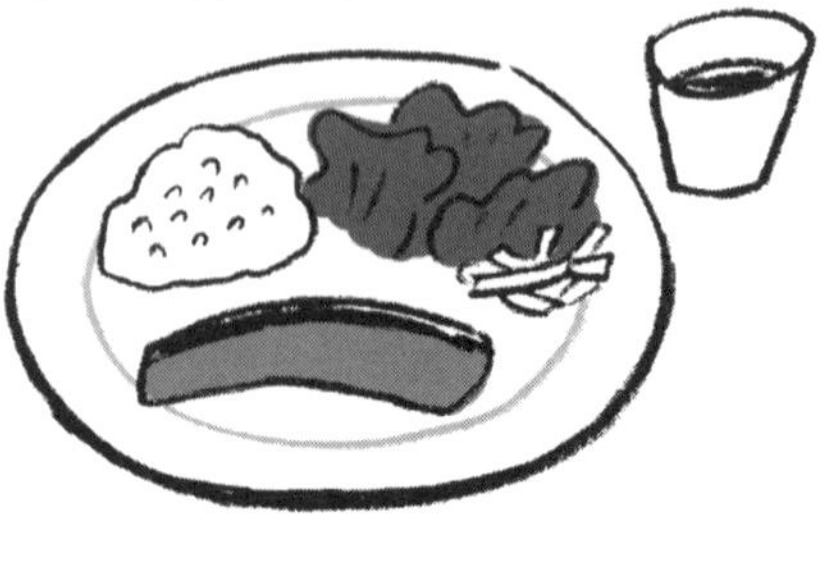

焼き肉プレート　02

- ご飯／100g
- 生大根／30g　トマト／1切れ　キュウリ／薄切り3枚
- 豚ロースの生姜焼き／3枚
- 黒豆茶／1杯

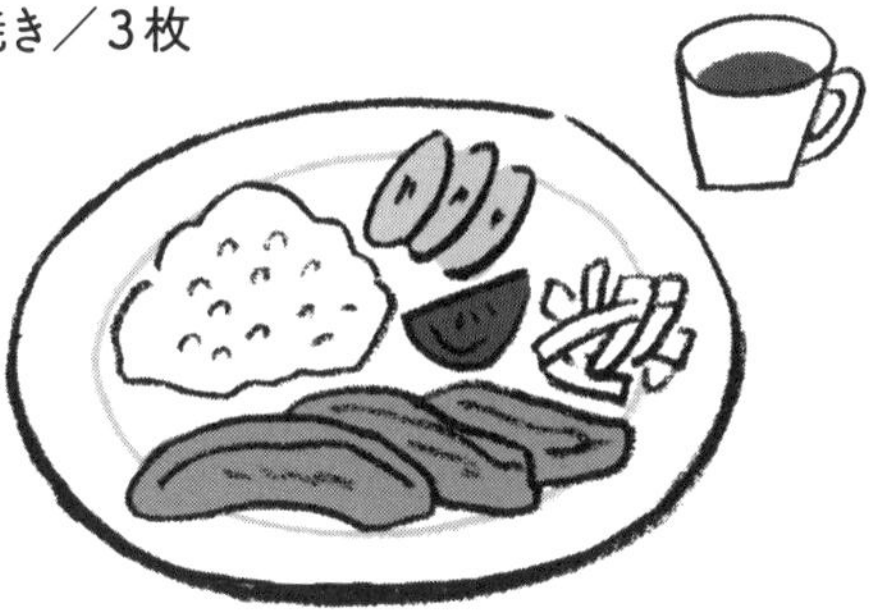

刺身 or カルパッチョプレート　03

- ご飯／100g
- 生大根、レタス、パプリカ／全部で50g
- 刺身／4切れ
- コーヒー／1杯

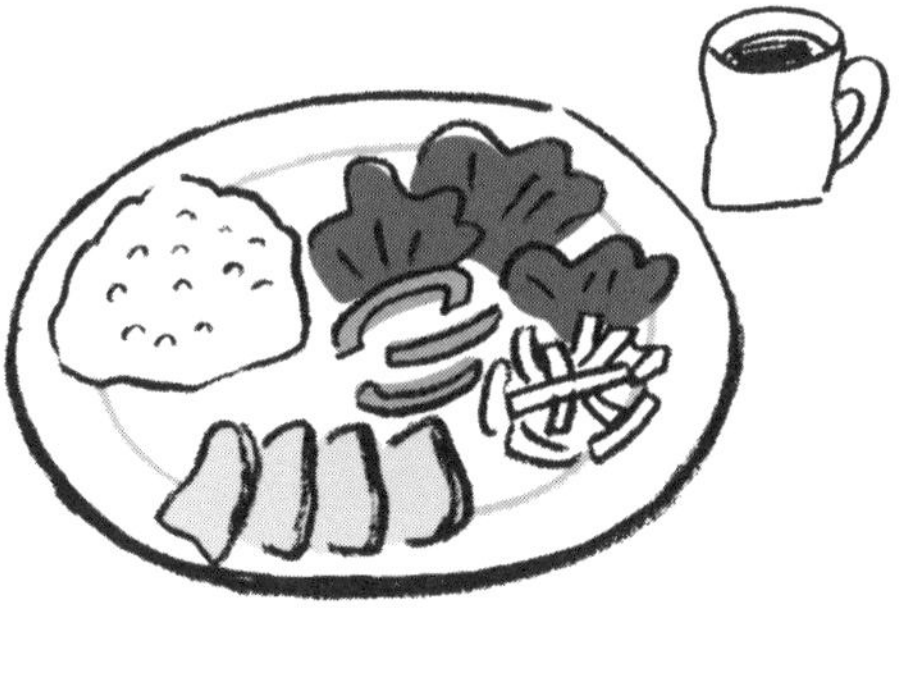

第4章

実践！「カノン食」

リズムよく食べるだけでやせていく

食べるリズムが整うだけで、下半身太りは解消し始める

出す力をつけ、出せる量だけ食べる、カノン食のしくみは理解していただけたでしょうか？

カノン食は、食べるだけでなく、出すこともセット。さらに、「リズムよく食べる」ということも大事です。

食べるリズムというのは、食事を抜いたり、雑にしたりせずに、「朝・昼・晩」と、毎日3回の食事を、決まった時間に体に入れることです。

いいリズムで食事をとることで、排尿や排便のペースも整い、人間の体が本来もっている、「不要なものを外に出す力」を発揮しやすくなります。

すでにお話ししているように、「やせられない」と悩んでいる方の多くは、出す力が弱っています。

人は本来、自ら体をキレイに整える力を持っているのに、その力が生かされていないのです。

でも、排尿や排便のリズムが整えば、不要なものが体にたまりにくくなるので、全身ぽっちゃりが解消します。また、どこかだけが太くなるような変な太り方もしません。

ただ、「毎日同じ時間に食べてください」といっても、抵抗を感じる方は少なくないはずです。仕事や家庭の事情もあるし、習慣を変えるのは大変ですよね。

私自身も、実際に試してみるまでは、「毎日決まった時間に起きて寝て、お腹も空いていないのに、朝・昼・晩、同じ時間に食べるなんて無理！」と思っていました。生活を規制されるようで窮屈に感じましたし、大げさにいえば、それまでの自由気ままな生活を否定されているようにさえ思えたのです。

しかし、実際に規則的なリズムで正しい食事をするようになると、思ったほど難しいことではないということがわかりました。ポイントだけ押さえておけば、コンビニや外食でもOK。作る場合も、食材や調理法はシンプルなので、かえってそれまでよりも楽になりました。

そして、排尿・排便のリズムが整ったことで、下半身から自然とやせ、全身のスタイルが整ったのです。

リズムよく、バランスよく食べるだけで、ダイエットに成功してしまったわけです。

「まさか、食べる時間や栄養バランスが、お腹ぽっこりの下半身太りをつくっていたなんて！」と、驚きでした。

そのうえ、肌荒れやシミも改善し、疲労感や体のだるさもなくなるという嬉しいおまけつき。見た目だけでなく、体の中までキレイになったのです。

食事記録をつけると、食べるリズムが見えてくる

規則正しい生活を送り、リズムよく食べることは、ダイエットを成功に導くための大きなポイント。

これを実行するには、食事記録をつけるのが一番です。

食事記録をつけると、自分が毎日どんなリズムで、どんな種類のものをどれくらい食べる傾向にあるのかという、食生活のクセを「見える化」できます。

私がダイエット指導をするときも、事前に食事記録をつけてもらい、それを元にカウンセリングをしています。

具体的にどんなふうに食事記録をつければいいのかは、114ページの見本を見てください。

まず、朝・昼・夜に分けて、「食べた時間」と「食べたもの」「食べた量」を記録します。

さらに、朝何時に起きて、夜は何時に寝ているか。トイレに行ったタイミングも、忘れずに記入しましょう。

いきなり長期間の記録をつけるのは大変なので、まずは4日分だけでOK。余裕があれば、平日、週末、体重が増えた日の食事や、旅行など特別な日の記録もつけておきましょう。できれば、スマートフォンやケータイで、口に入れたものをすべて写真に撮っておくと、より正確に把握することができます。

食事記録をつけ始めたサロンのお客様は、皆さんびっくりされます。

なぜって?

自分で想像しているよりも、はるかに多い回数、多い量を食べているからです。カノン食と比較すると、その量に愕然としてしまうのですね。

食事記録を見れば一目瞭然ですが、体型に悩みのある方の場合、たいていは食べているものが偏っていたり、規則正しいリズムで食事がとれていません。とくに体重が

58キロ以上の方の多くは、食べ物を1日に4回以上口にしています。

たとえ体重が40キロ台でも、下半身太りで悩んでいる方は、間食が5回、6回と多く、しかも15時以降に偏って食べている傾向があります。

つまり、太るということは、食事だけでなく、生活リズムの面でも、自分の生活が偏っていて、コントロールできていないということです。

食事記録は、自分で自分の生活を見直してみるのにもとてもいい機会です。ぜひ一度、日々の食生活を書き出してみましょう。

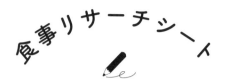

食事リサーチシート

これは、私のサロンでも実際に使っている食事記録のリサーチシートです。起床から就寝までの間に、いつ、何を、どれくらい食べたり飲んだりしたのかを書き出します。トイレに行った記録も書き込んでおいてください。夜勤などで生活リズムが変わる方は、生活パターンごとに記録しましょう。平日と休日の過ごし方が違う場合も、細かく書いてください。ダイエットプランの参考になるような、思わぬ発見があるかもしれません。
（114 ページに記入例があります）

記入事項

朝・昼・夜と、起きてから寝るまでに、食べ物を口にした時間、食べた内容を書きましょう。

いつ **何を** **どれくらいの量** 食べているのか確認しましょう。

トイレの時間（大、小） を記録しましょう。

起床 **就寝** **お風呂**（シャワーか湯船か）を記録しましょう。

時間	内容
時　分	起床
朝 12時 00分	
昼	
夜	
時　分	就寝

記入例

サロンの方の記入例です。

朝・昼・夜としっかり食べていますが、間食が多く、2時間おきに脚が太くなるお菓子をつまんでしまっています!

お菓子をやめて、ミルク・砂糖入りの飲み物をストレートに変えるだけでも、下半身やせが期待できます。

	時間	内容
朝	7時00分	起床　水コップ1杯
		トイレ
	7時30分	ご飯お茶碗1杯、お味噌汁、焼き魚、納豆
	8時00分	トイレ　大
	10時00分	紅茶(ミルク砂糖入り)、クッキー3枚
	12時00分	トイレ
昼	13時00分	外食でスパゲティ(ミートソース、トマトチーズ) サラダ小、ケーキ1個、ミルクティ1杯 お弁当、ご飯お茶碗1杯、 おかず冷食(唐揚げ3個、たまご1個)
	14時00分	トイレ
	15時00分	おせんべい コーヒー1杯 ホット(ミルク砂糖入り)
	16時00分	トイレ
	17時00分	チョコレート3粒 トイレ
夜	19時30分	ご飯お茶碗1杯 お味噌汁 具だくさん、 納豆1パック 豚野菜炒め、煮物 小鉢1皿
	20時00分	トイレ
	21時30分	お風呂 シャワー週3回、湯船10分週3回
	23時30分	就寝　トイレ

何も加えずにストレートで!

お菓子をつまみ過ぎ!

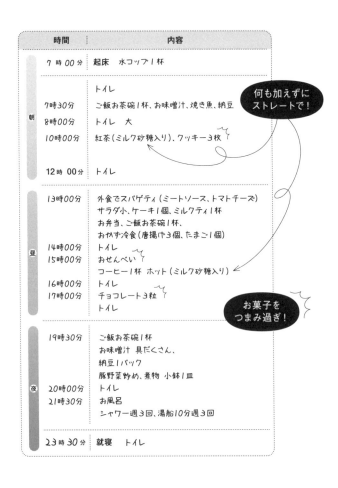

食べ物を口に入れていいのは、朝・昼・夜、1日3回

まずは4日間、食事を記録できましたか？

最初にチェックしていただきたいのは、1日のうちに食べ物を体に入れた回数です。間食も含めて、何回食べていましたか？


理想の食事回数は、朝食、昼食、夕食の時間帯に1回ずつ。

ダイエット中、食べ物を口に入れていいのは、この3回だけです。

「今日からダイエットをしよう！」と思ったら、まずは、口にものを入れるのを1日3回だけにする、ということを実行してください。それまで4回以上食べていた方は、1日に3回食べるというリズムに慣れましょう。回数に慣れるまでは、食事の内容は気にしなくてOKです。

逆に、もし朝が苦手で1日2食だったなら、コンビニの鮭おにぎりをひと口食べる

だけでもいいので、３食にしてください。

１日３食に慣れたら、ようやく食事内容にも気を配り始めます。そう、１日のどこか１食をカノン食にしてください！

ダイエットを継続させるには、最初から頑張りすぎないというのも大事なので、できることから徐々に始めましょう。

食間を5時間空けると、太りにくくなる

次にチェックしてほしいのは、食事のタイミングです。

これが食べるリズムを決めるわけですが、あなたは、食事と食事の間をどれくらい空けていましたか？　食事記録を確認してみてください。

実は、食間を空け過ぎると、やせるのは上半身ばかり。体重は減っても、下半身太りが進んでしまいます。サロンのお客様の食事記録を見ても、ダイエットのために朝食を抜くなどして、5時間以上食べない時間がある方は、バストはやせているのに下半身が太いままであることがほとんどです。

反対に、間食をしすぎたり、間断なく食べ続けたりして食間が短いと、おデブ街道まっしぐら……。

では、理想の食間はというと、ズバリ、5時間です。

多くのデータを集めたからこそわかったことですが、とくに意識しているわけでは

ないのに、バスト、ウエスト、ヒップとスリーサイズの整った人の食事記録は、決まって、約5時間おきに食べる、リズムのよい食生活になっているのです。

朝食を食べてから5時間空けて昼食、その5時間後に夕食……と、「5時間空けてから次の食事をとる」ように調整すれば、食のリズムのでき上がりです。

できれば夕食は、就寝時間の4～5間前に食べ終わり、トイレに2回以上行ってから寝るとなおいいでしょう。例えば、毎日12時にお昼を食べる人の理想の食事時間は、

朝食　7時
昼食　12時
夕食　17～19時

となります。

仕事や家事が忙しいとつい不規則になりがちですが、しばらく頑張って続けると、必ず、体型に変化が出てきます。

排出力が下がる分岐点は、14時

体が、食べたものをエネルギーに変え、いらないものを排出する代謝のリズムは、1日24時間のサイクルで働いています。

ざっくりいうと、陽の高いうちは代謝が活発ですが、日が傾いてくると徐々に代謝が落ち、排出機能も下がってきます。

1日の中で排出力が下がる分岐点は、14時。

私の手元のデータでも、14時以降に食べる量が多い方ほど、下半身太りの傾向が多くみられます。

「脚が少し太くなったかも！」という段階なら、14時以降の間食を2週間やめて排出力を高め、1日1食はカノン食を食べるようにするだけで、脚が2～3センチ細くなります。

腹もちのいい動物性タンパク質を適量食べると間食防止に効果的

食べ物が胃の中で消化されるまでにかかる時間は、食べ物によってかなり違いがあります。

◎果物　20～30分
◎野菜　1～2時間
◎ご飯やパンなどの炭水化物　2～4時間
◎肉・魚などの動物性タンパク質　4～6時間
◎脂肪が多めの動物性タンパク質　半日以上

という具合です。

ですから、やせようと思って、ご飯などの炭水化物や、肉・魚を抜く食事をとっていると、2時間ほどでお腹が空いて間食をしたくなります。

しかし、1食で70～100グラムくらいの量の肉・魚を食べていれば、腹もちがよく満足感が高いので、ちょうど5時間後くらいにお腹が空きます。

ということは、肉・魚は、食べ過ぎさえ気をつければ、消化に時間がかかる分、空腹を感じるまでの時間も長くなるため、間食を減らせるわけです。

「出す力」を高めるための栄養というだけでなく、食事のリズムを整えるという意味でも、ちゃんと肉や魚を食事に組み込むことが大事なのです。

まずは2週間、「下半身からやせる食事」を

「今、ダイエット中だから！」と、年がら年中、デザートや職場で配られる出張みやげのお菓子を我慢している方がいますが、ダイエットは期間を意識して取り組んだほうが、確かな効果を得られます。

ダイエットに取り組む期間は、あなたの現在の体型や、太っていた期間で変わります。体全体を大幅に調整したい、ということであれば、3ヶ月～半年のスパンで取り組みましょう。子供の頃からため込んできた脂肪や、太って4年以上経っている場合は、1～2年と、年単位で取り組む意識が大切です。

でも、下腹やウエスト、脚をすっきりさせて1サイズ下の服を着たい、休みの間に太った体重を減らしたい程度なら、2週間で十分です。

まずは2週間、カレンダーや手帳にゴール日を記入して、下半身やせダイエットを試してみましょう。

第5章

知りたい！「部分太りにならない食べ方」

知りたい！　部分太りになる食べ物

カノン式の食事を理解していただいたところで、この章ではいよいよ、「どの食材を食べるとどこに肉がつくか」について、解説していきます。

４０００人の食事記録を集めると、「こういう食べ方をしている方は、こういう体型になるのだな」「この食べ物が好きな方は、体のこの部分がぷよぷよしているのだな」という傾向がわかってきます。そして私自身が、実験としてそういった食べ方や食べ物を真似してみると、本当にその方に似た体型になってくるのです。

食べ物がこれほど体型に直結しているという事実は、私がこの仕事をするうえで大きな発見でした。ぜひこれを、バランスのとれたボディメイクを目指す皆さんにも知っていただきたいと思います。

まずは１２６～１２７ページに、食べた物が体のどこにつくかがわかるボディマップを掲載。

その中の代表的なものを、体の部位別に本文で解説していきます。

また、この章の後半では、一般的に「ダイエットや健康によい」といわれているために、下半身太りや部分太りに悩む方がよく食べている食べ物や食べ方も取り上げます。

単品で考えれば栄養面や健康面ですぐれているものでも、どんなふうに、どれくらいの量、どれくらいの回数食べているかによって、体への作用は変わってきます。

「キレイのために頑張って食べていたけれど、これが太っている原因だった！」なんていうことも、多々あるのです。ぜひ参考にしてください。

この食べ物がここにつく

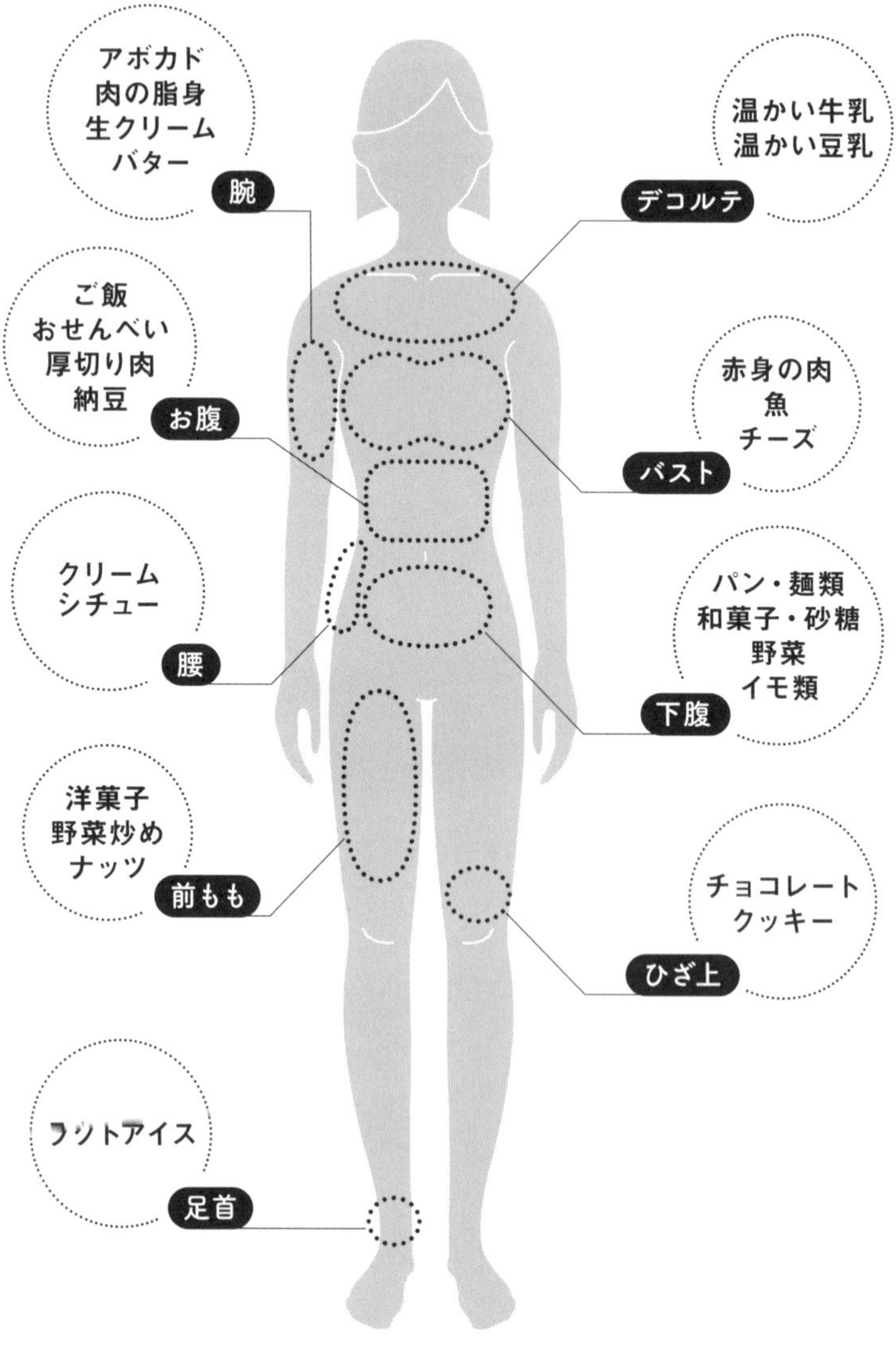

何気なく口にしているものが、お腹や脚を太くしているかも!?

「何を食べるとどこに肉がつくか」がわかれば、自分が控えるべき食べ物がわかります。

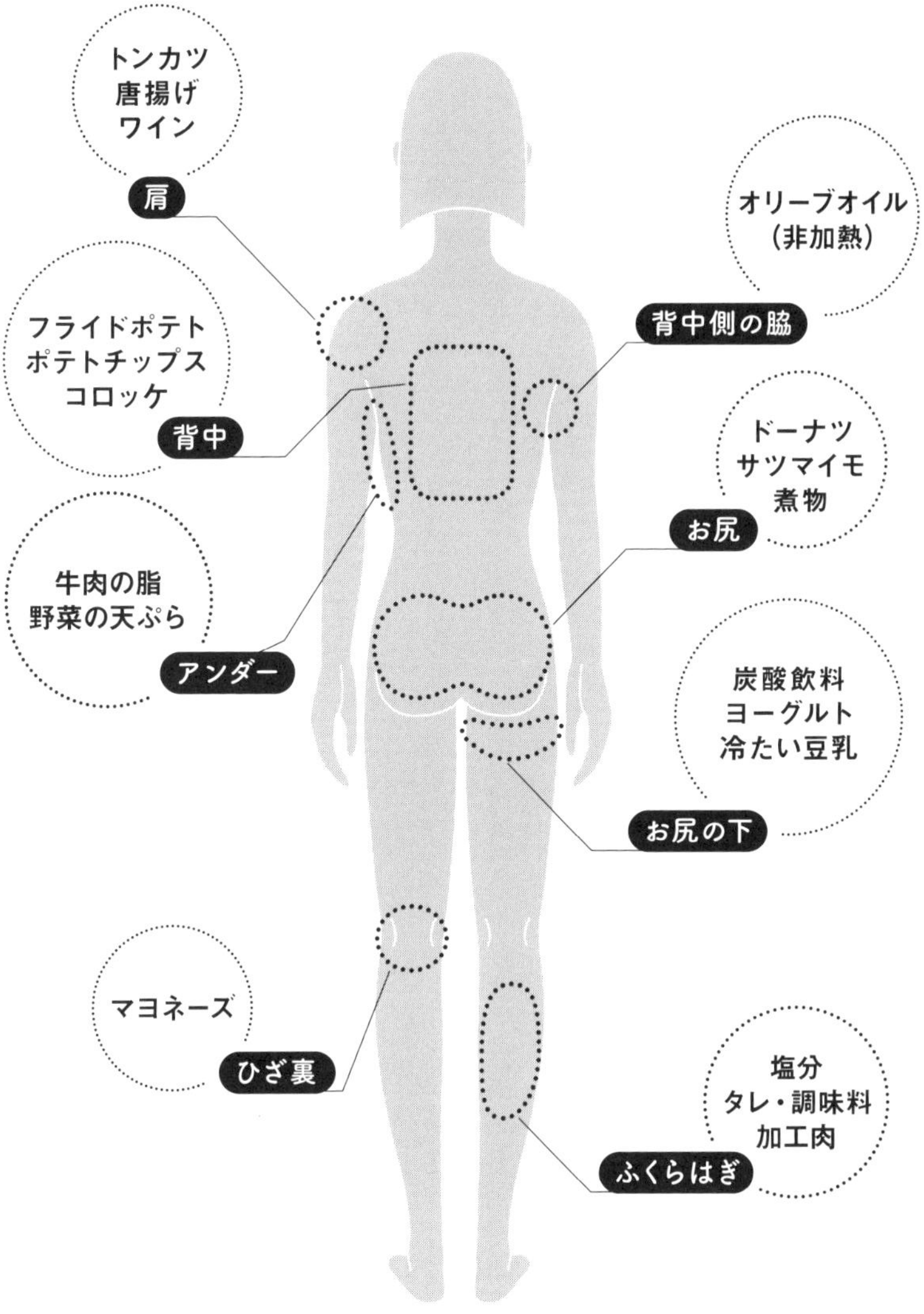

この食材・料理に注意

下腹

麺類・イモ類・野菜

麺類 「小麦粉＋油」は腸から出て行きにくい！

小麦粉で作られた麺類は、週1回、200グラム食べるだけで、すぐに下腹が太くなります。とくに、市販の麺類は製造過程で油を加えることもあるので、ご飯に比べて消化に時間がかかります。体内にたまってなかなか出て行ってくれず、胃腸の調子が悪いと体から抜けるのに1週間かかることもあるのです。ということは、週に何回も麺類を食べている方は、下腹が万年太いということ。麺類は週1回程度にとどめ、2日続けて食べないようにしましょう。

とくに、ラーメンは、麺類の中でも一番下腹に残ります。体から出て行きにくい麺に加え、スープにも油がたっぷり。塩分もカロリーも高いので、便秘しやすくなります。便は、3日以上ため込むとどんどん水分が抜けて、うさぎのフンのように固形化します。すると、ますますお腹から出にくくなり、慢性の便秘を引き起こしてしまうこともあるのです。

どうしてもラーメンを食べたくなったら、麺の量に注意しましょう。お店で頼むと、麺の量は1人前で200グラム程度。ダイエット中のご飯の適量は70～100グラムですから、それと同じ量を守ればOKです。

イモ類　食べ過ぎは体重に直結

イモ類はデンプンなどの炭水化物を多く含み、ビタミンCや食物繊維も豊富な、栄養価の高い食べ物です。それだけに、食べる量には十分注意すべき。ダイエット中の1食のご飯の許容量が100グラムなので、イモ類もふかした状態で100グラムまでなら許容量です。これだけなら、体型が崩れたり、変な太り方はしません。

ただし、「炭水化物を多く含む」という点で体重になりやすい食材なので、食べ過ぎた途端にウエストや下腹のサイズが増えることはよく覚えておいてください。

野菜 食物繊維は体から出て行きにくい

「野菜はたくさん食べても太らない」と思っている方は多いのですが、食べ過ぎると腸にたまって、ウエストが太くなります。食事記録にしょっちゅう野菜が出てくる方は、ウエスト回りが太く、下腹がぽっこりと出っ張っている傾向があるのです。

野菜が下腹を太くする原因は、食物繊維です。食物繊維は便通に欠かせないものですが、たくさんとり過ぎると人の消化酵素では消化しきれません。大腸にたまってしまい、逆に慢性の便秘へと導く作用があるのです。

よく「野菜をたくさん食べましょう」と、1日350グラムの野菜を食べることが推奨されていますが、私に言わせれば「食べ過ぎ」。

カノン食では、1食につき野菜は50グラム程度を推奨しています。少ない量ですが、私のデータでは、1食で100グラム以上野菜を食べている方や、まったく食べないという方には、やはり下半身が太い方が多いのです。50グラムにすることで、お通じもよくなり、「出すサイクル」もできてきます。

この食材・料理に
注意

お腹回り

厚切り肉（ステーキなど）

肉 肉は大きめに切って食べるとウエストが太くなる

体が細くて胸が大きい方たちは、肉は小さく切られたものか、焼肉やしゃぶしゃぶのようにスライスされたものしか食べない傾向があります。逆に、分厚いステーキなど、肉を大きめに切って食べ続けている方には、ウエストが太い方が多いのです。

なぜ大きく切って食べるとウエストが太くなるのかというと、肉は相当よく噛まない限り、かたまりを飲み込むような感じになりますよね。それがそのままお腹に入って胃がふくらむと、消化が終わるまで肋骨は広がったまま。その状態が続くと、肋骨は少しずつ広がって大きくなり、やがてウエストまで太くなってしまうからです。

肉は小さく切り分けて、よく噛んでから飲み込むようにしましょう。そのほうが消化にもよく、胃腸に負担がかかりません。

この食材・料理に 注意

腰

クリームシチュー・カレー

シチューなどのルー

脂質と塩分のかたまりなのでダイエット中はNG

クリームシチューやビーフシチュー、カレーは脂質・塩分が多く、とろみ付けに糖質の多い小麦粉も使われているため、ダイエットには圧倒的に不向き。

ちなみにクリームシチューは、1食あたりの脂質が約23グラム。塩分は約1・8グラムあり、1食の塩分許容量2グラム（136ページ）に届きそうな量。これが腰につきます。一方、カレーは、使う肉の種類によって多少変化があるものの、1皿で脂質が全体の3~4割を占め、塩分は4グラム近くもあります。隠し味にケチャップや、チョコレートなどを入れる方もいますが、どれも脚を太くするリスクが高い食品ばかりです。一度作ると、何日か食べることになりかねないのも悪影響。家で作るときは、脂身のない肉を選び、脂質も塩分も高い市販のルーは使わず、手作りにしましょう。

この食材・料理に
注意

お尻

サツマイモ・ドーナツ

サツマイモ・ドーナツ

食べ過ぎるとお尻が大きくなる

129ページでもお話ししたとおり、イモ類には要注意。サツマイモを食べ過ぎると、体重が増えてお尻が大きくなったり、食物繊維が多いので下腹が出てきます。大学いもや焼きいもをおやつに食べたり、副菜として、ご飯や肉も食べたうえにサツマイモを食べると、おデブ街道まっしぐらです。

サツマイモを食べるなら、煮物よりも「ふかす」「ゆでる」など、味つけをせずにシンプルに調理し、ご飯と合わせて100グラムを超えないようにしましょう。

ドーナツも、お尻を大きくする食べ物ですが、肉がつくのはお尻の上側。間食として3分の1程度を食べる分には、丸く張りのあるお尻をつくるのに役立ちます。もちろん、食べ過ぎは逆効果。ウエストも太くなってしまうので、十分注意してください。

この食材・料理に注意

脚・ひざ裏

ケチャップ・ドレッシング
焼肉のタレ・スウィートチリソース
マヨネーズ

調味料・各種のタレ

調味料には塩分以外にも脚を太くするワナが！

調味料に含まれる、脚を太くする成分は塩分だけではありません。たとえばケチャップ。大さじ1杯に含まれる塩分は0・5グラム程度なので、調味料の中では塩分量は少ないほうです。しかし、ケチャップ大さじ1杯には砂糖が4グラムも含まれています。

砂糖は、女性が大好きなアジアンフードのタレによく使われるスウィートチリソース、焼き肉のタレのような醤油ベースの甘辛いタレ、ドレッシングなどにも多く含まれます。また、ドレッシングは油のほか、保存料などの添加物にも要注意です。

知らず知らずに脚が太くなるものを多くとらないよう、原材料表示にも気を配りましょう。

マヨネーズ　酸化したマヨネーズでひざ裏がパンパンに！

マヨネーズも、ダイエット中には気をつけたい調味料です。こちらもケチャップ同様、大さじ1杯に含まれる塩分は0・2グラムとそう多くはありません。しかし、脂質は11・2グラムもあり、たった大さじ1杯で100キロカロリーもあります。これは、小さめのおにぎり（60グラム程度）と同じくらいのカロリーです。

しかも、一度開封するとマヨネーズの油分はどんどん酸化して、悪い油に変化します。食べ続けると、くぼみや筋がなくなるくらいひざ裏が張って太くなり、色が赤黒くなる方もいます。また、二の腕やバスト回り、腕のつけ根なども太くなってきます。

古いマヨネーズは、極力使わないようにしましょう。何にでもマヨネーズをかけるマヨラーは、食べる量や頻度にも注意してください。

この食材・料理に注意

ふくらはぎ

塩・味噌汁
スープ・味つきご飯
加工肉（ベーコン・ハムなど）

塩分

塩分をとればとるほど脚が太くなる！

体は、食事で塩分をとりすぎると、体内の塩分濃度を一定にするため、本来は排出されるべき水分をため込もうとします。しかも、塩分は筋肉を動かすために必要なものなので、筋肉の多い太ももやふくらはぎへの影響は歴然。腎臓疾患などが原因の慢性的なむくみではない限り、塩分を減らすだけで脚はすぐ細くなることが多いのです。

また、炊き込みご飯やピラフなどの味つきご飯は、全体に味をつけるためにたくさんの調味料が使われます。炊き込みご飯の場合は、100グラムにつき約1グラムの塩が目安。女性の1日の塩分許容量は7グラムなので、1食でだいたい2グラムが適量。すると、お茶碗1杯（100グラム）の炊き込みご飯とおかずで、あっという間に1食分の塩分量はオーバー。ふくらはぎがパンパンになってしまいます。

加工肉 脂肪と調味料のセットで、下半身太りをさらに加速

下半身太りで悩んでいる方に気をつけていただきたいのが、ベーコン、ハム、ソーセージ、サラミなどの加工肉です。これらは最初から味がついていて、塩分量を調整できません。また、肉の脂身もセットでくっついてきます。たとえば、ベーコンは8割が脂身。サラミは、スライスした1枚（7グラム）中、脂質が3・01グラム、塩分は0・25グラムとどちらもたっぷり。8枚食べれば、1食分の塩分許容量2グラムに簡単に達してしまいます。

しかも、加工肉には保存料や酸化防止剤、発色剤などの食品添加物もたくさん含まれているため、消化に負担がかかります。最近では無添加の商品も増えていますが、高額なうえに近所のスーパーで簡単に手に入るものではありません。加工肉は、できるだけ控えたほうが賢明です。

この食材・料理に

注意

胸・デコルテ

牛乳・豆乳

乳製品　牛乳の飲み過ぎで垂れ乳に！　バストアップには肉とチーズを

バストが垂れて縦長になっている方は、子供の頃から牛乳を毎日飲む習慣があったり、ヨーグルトや豆乳をたくさんとっていたりすることが多いようです。牛乳に限らず、乳製品に含まれる脂質は皮膚をたるませる原因になりやすいもの。場合によっては、バストが棒状にたるみ、I字型になっておへそまで垂れてしまうことも。

サロンのお客様でも、カフェラテを毎日のように飲み続けた結果、バストが垂れてしまった方がいましたが、乳製品を一切排除したところ、1年程度で改善しました。

牛乳の許容量は、100ミリリットルを3日に1回程度です。

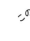

なお、バストにボリュームがもっとほしい方は、朝から肉や魚をとりましょう。

あるGカップの方の食事記録を見たところ、なんと朝からハンバーグを200グラムも食べていました。彼女にとってはいつものことだそうで、ほかの胸が大きな方たちを見ても、似たような食生活を送っていました。

私もさっそく彼女たちの真似をして、「夜に偏りがちだった食事を午前中にシフトして、朝食にも肉・魚を食べる」という実験を開始。すると、下半身を太らせることなく、バストはプラス10センチ。驚くべきことに、運動せずに筋肉もつきました。

また、Fカップ、Gカップの方は、チーズをよく食べるのも特徴です。

チーズは、1日3切れ（60グラム程度）くらいまでなら太る心配なく、バストアップすることができます。

この食材・料理に注意

二の腕

アボカド・肉の脂身・鶏皮

アボカド　二の腕が気になるなら、控えめに

アボカドは、アンチエイジング効果のあるビタミンEやビタミンA、ビタミンB群などが豊富。美容をはじめ、疲労回復、粘膜や循環器など体のメンテナンスにも効果があります。女性ならぜひとりたい食材ですが、「森のバター」といわれるように、アボカド1個に含まれる脂質は、なんと約25グラム。食事記録に頻繁にアボカドが出てくる方は、二の腕が太いほか、脚が太い、お尻がぽちゃぽちゃしているなど、植物性油脂で太っているのと同じサインが出ている傾向があります。

サプリメントがわりにたまに食べる程度なら問題ありませんが、脂質だけでいえばサラダ油を飲んでいるのと同じですから、とくに二の腕が気になるなら控えるようにしましょう。

肉の脂身　鶏皮・肉の脂身は二の腕にブヨブヨの肉がつく

二の腕の中央がとくに太く、腕全体やバスト・アンダーバストにハリのない脂肪がついている場合は、肉の脂身を食べ過ぎていないかをまず疑いましょう。牛や豚のバラ肉、トンカツの脂身とくに、鶏皮には要注意です。

鶏肉を食べるときには、必ず鶏皮を取り除いて。

肉は、赤身の肉か魚の割合を多くしてみましょう。さらに生大根をプラスして食べれば、1～2ヶ月で二の腕が細くなってきます。

中年以上の方も「私はもう年だから無理だわ」とあきらめなくて大丈夫。私のサロンでは、60歳近い方でも改善した例があります。

この食材・料理に

注意

背中

フライドポテト・ポテトチップス
コロッケ・天ぷら

ジャガイモ **揚げたジャガイモで背中が大きくなる**

ジャガイモは、食べ過ぎるとウエストやお尻だけでなく、上半身が大きくなります。とくに、高温の油で揚げたジャガイモは背中につきます。よって、フライドポテトやポテトチップスを食べ過ぎると、背中の脂肪が厚くなり、ニキビができます。

また、外食でステーキやハンバーグなどの肉料理を食べると、フライドポテトやベイクドポテト、マッシュポテトなどのジャガイモ料理が付け合わせでついてきますね。この付け合わせをご飯やパンと一緒に食べてしまうと、炭水化物の量が許容量を超えてしまいます。

ダイエット中は、ジャガイモの付け合わせを食べたら、ご飯やパンを減らしましょう。

酸化した油　時間の経った揚げ物は、硬くて黒ずんだ肌になり、いやな脂肪になる

揚げ物は週に3回食べると、揚げ物太りの兆候が出てきます。

とくに、コロッケや野菜の天ぷらはずん胴になるので、ウエストを細くしたい方にはおすすめできません。また、コロッケはウエストだけでなく、背中やお尻にも肉がついてしまいます。後ろ姿が気になる方は食べないほうがいいでしょう。

野菜の天ぷらは、ブラジャーのアンダーラインの部分の贅肉になりやすいもの。また、脚を細くしたい方は、塩分の多いメンチカツとハムカツを避けましょう。

一番よくないのは、お惣菜コーナーに売れ残って割引された古い揚げ物。時間が経った揚げ物は、油が酸化しています。これを食べると、硬くて黒ずんだ肌になり、首にいやな脂肪がつきます。消化にも悪く、胃もたれをしたり、肌にも悪影響を及ぼすので、必ず新しい油で調理した揚げたてのものを食べるようにしてください。

この食材・料理に

注意

脇の下

オリーブオイル

オリーブオイル

健康のためのオリーブオイルで「振り袖」腕に！

火を通していない植物性油脂は、脇の下の脂肪になりやすいもの。オリーブオイルをとりすぎている方は、腕のつけ根が太くなり、脇の下のくぼみがなく、いわゆる「振り袖」状態になっていることが多いのです。思い当たる方は、オリーブオイルなど植物性油脂の量が多すぎないか見直してください。

オリーブオイルは抗酸化作用が強く、約1ヶ月は酸化しないといわれています。しかし、一般家庭では、300〜400ミリリットルくらいの瓶でも、なかなか使い切れません。抗酸化作用が強いといっても、一度蓋を開けると、どんどん酸化は進みます。酸化した油は体に入るとなかなか抜けにくく、やがて脂肪になってしまいます。できるだけ小さなサイズで、常に新鮮な状態のものを体に入れるようにしましょう。

よかれと思って食べていた！

煮物

根菜の煮物は、お尻、太ももが巨大になる！

ここからは、一般的にはダイエットや健康によいと言われているのに、実は下半身太りや部分太りになりやすい食べ物を紹介していきます。

多くの方は、「野菜だし、体にいいから大丈夫！」と考えて、煮物をメインのおかずや定番の副菜にして食べています。しかし、根菜の煮物のように調味料と合わせて油で糖質を食べると、素材のまま食べるよりも体に吸収され、体重も増えるのです。

ニンジン、レンコン、イモ類、大根、ゴボウなど、火を通した根菜類はお尻や太もも回りを太くします。サロンに来られる、お尻が大きい方、脚が太い方の食事記録には、頻繁に根菜の煮物が登場します。中には、1食につき3種類くらいの煮物が並ぶ方もいました。根菜の煮物は日持ちするので、何種類かの煮物を冷蔵庫に作り置きして、よく食べているという方も多いでしょう。しかし、やせている方の食事記録を見ると「根菜類はあまり食べない」という方がほとんどなのです。

便秘もしていないのに太っているという方は、根菜の食べ過ぎが原因かもしれません。頻繁に食べているようであれば、ダイエット期間中は一度排除すると、サイズに変化が表れるはずです。煮物をメインにせず、きちんと肉、魚を食べるようにしましょう。

煮物を副菜として食べる場合は、下半身痩せしたいなら30グラム、小鉢1杯程度を目安にしてください。

お茶碗1杯のご飯よりも、同量の煮物のほうが太ります！

鍋&野菜スープ

ヘルシーだけど下半身デブになる！

下半身太りでも、とくに下腹がぽっこり出ている方が大好きなのは、鍋料理や野菜たっぷりのスープ。

白菜などの葉野菜を主に煮たこれらのメニューは、胃に優しくて、野菜がたくさん食べられるので、ヘルシーと思いがち。ついついおかわりしてしまいますが、鍋や野菜スープは、汁碗1杯を超えて食べると、下腹についてしまいます。

なぜなら、煮野菜は胃での消化は早いけれど、お通じになって体の外に出るのが遅いから。また、スープには野菜の栄養も溶けていますが、調味料も大量に含まれているので、むくみの原因になりがち。さらに、水分をお椀何杯も体に流し込んでいれば、胃がどんどん大きくなっていくのは避けられません。

下腹がぽっこり出ていて、食べたり食べなかったり食欲にムラがある・あまり噛まない・お通じが週3回以下の便秘・または下痢をしている方はとくに注意してください。

お相撲さんが太るために食べているのは、鍋です！　ダイエット中は具だくさんスープは控えて、生大根を中心にした生野菜サラダを食べましょう。

おならが出る方は、最初は大根おろしで。お通じ、尿の出がよくなったら、スライスやスティックでよく噛んで食べると、よりお通じの回数が増えます。

また、おへその下が冷えている方も、温かい汁物を選ぼうとしますが、温かい葉野菜のスープを何杯飲んでも、お腹は冷たいままです。ご飯と一緒に生野菜サラダを少量と、合わせて肉・魚をよく噛んで食べましょう。

夜はお風呂に10分浸かり、入浴後1時間以内に布団に入ってください。下腹ぽっこりさんに多い、手足の冷えが改善します。

ヨーグルト

お尻が下がってたるむ

お尻に脂肪がたまってぽちゃぽちゃしている方がよく食べているのが、ヨーグルト。1回の量が100グラム以上で、週3日以上食べている方に多い体型です。

以前私が、1回100グラム（大さじ山盛り3杯程度）を週4日食べる実験をしたところ、1週間でお尻の下、股関節回りのサイズが4センチ増えました。パンツでいうと、太もものつけ根のわたり部分が太くなるのですが、お尻側に脂肪がつくので自分ではあまり気づきません。

太ももが太い方、お尻が下がってぷよぷよしている方で、ヨーグルトを大量に週3回以上食べている場合は、ダイエット中は控えましょう。

ダイエットが終わったら、3日に1回、100グラム程度に抑えて食べると、ヨーグルトのメリットを得られます。

炭酸飲料

無糖でも太る原因になる！

「甘い炭酸ジュースは健康に悪い」「太る」というイメージがあります。かわりに、無糖の炭酸水をダイエットに選んでいる方は多いのではないでしょうか？　でも、炭酸水が好きで脂肪が全身にぽちゃぽちゃついている方が、炭酸水のかわりに温かいストレートのお茶に変えると、すっとやせます。とくに、お尻の下と、ひざ上の脂肪が減るのです。たとえば、ビール3缶程度の炭酸水を週に数回飲む方が、1缶に減らしただけで、お尻の下部分やひざ上のサイズが2センチ減ります。

体重はそれほど重くないのに脚が太い、または体重が減りにくいという方は、ダイエット中は炭酸水を控えてください。ダイエットが終わって、健康のために炭酸水を飲みたいなら、小さいグラスで飲みましょう。1日1回、100cc程度なら、食欲が出たり、胃腸の調子がよくなります。

ドライフルーツ

生のフルーツにしましょう！

ドライフルーツは、ヘルシー志向で加工品を避けたい下腹ぽっこりさんの食生活に多いおやつです。

ドライフルーツは、新鮮な果実から水分を抜いて、糖度を高めているので、砂糖を口に入れているようなもの。わざわざ砂糖と化したフルーツを食べなくても、酵素たっぷりの生のフルーツを食べたほうが、ずっとヘルシーです。

お腹の中の出す力がしっかり働くようになると、甘いものを欲しいとあまり思わなくなりますし、たまに少量食べても、まったく太らなくなります。

とくに午後、甘いものがほしくなってドライフルーツに手が伸びる方は、昼食に魚の切り身1枚、豚の生姜焼きなど、しっかり肉・魚を食べるよう意識しましょう。

先に、生大根サラダやおろしを食べると、胃もたれや、なんとなくお腹が空く感じがなくなります。続けるうちに、下腹や内ももがすっきりしてきますよ。

ナッツ

食べ過ぎると顔が黒くなって、脚も太くなる！

前ももが丸く張り出して太くなっている方や、お尻の大きい方には、ナッツ好きが多く見られます。とくに油で揚げて塩をふったナッツを夜にたくさん食べているという方の脚は、ふくらはぎまでも太い傾向にあります。

ナッツは木の実ですが、その成分は50〜80％が油。たとえば、ピーナッツなら1つまみ30グラムで、おにぎり1個と同じだけのカロリーがあります。コンビニで手軽に買える80グラム入りの袋なら、５００キロカロリー。つまり、おやつでおにぎり3個程度食べているようなもの。下半身はどんどん太くなってしまうので、ダイエット中は食べないようにしましょう。ダイエットが終わったら1日3粒までなら食べても大丈夫です。アーモンドの油分は1日3粒程度までなら肌や喉の粘膜をうるおします。

また、ナッツの油分は酸化しやすく、こうした古い油を食べている方は肌の色が浅黒いのが特徴。食べきりサイズの、小さい三角パックの個包装がおすすめです。

スムージー

飲み過ぎはお腹ぽっこりに！

スムージーは、生野菜やフルーツをジュースにしたもの。一時期とても流行りましたが、飲み過ぎている方はたいてい、下腹がぽっこりして脚がむくんでいました。

スムージーは、野菜を簡単にとれて、胃腸のそうじをするというデトックス効果が期待できますが、大量に生野菜をとると胃が大きく、ウエストが太くなります。

また、食物繊維は消化が遅く、大腸にたまりやすいので下腹がぽっこりしがち。食事がわりに、スムージーをジョッキ2杯も飲んだりするのは逆効果なのです。

適量は、コップ1杯150cc程度。

普段の3回の食事で生野菜や果物がとれているなら、野菜不足を補うには100cc程度で十分です。

第6章

キープする！
ために知っておきたい
「一生太らない食べ方」

ダイエット成功後3ヶ月で、やせた下半身を定着させる

「体重が2キロ減った」
「4キロ減った」
「お腹や脚がすっきりして服がゆるくなった！」

これらは、ダイエット成功の嬉しいサインですね！

ですが実は、一番太りやすいのは「ダイエットに成功してすぐ」なのです。

体重が少し減ったら、ご褒美にケーキや食べ放題の予定などをすぐに入れてしまうのは、典型的なおデブさんの感覚。これでは、元より太ってしまうのは当然です。

一度やせても、絶対に太らない体になったわけではありません。せっかくやせたのですから、ここであと一息、「減った体重をキープできる」ようになりましょう。

二度と太らない体になるためには、やせてすっきりした体型になった後、「定着期間」を設けることが大事です。そのためには、やせた体型を「3ヶ月」維持すること。

3ヶ月間、カレンダーに「体重キープ」と目標を書いておきましょう。

3ヶ月キープの間は、一番やせたベスト体重から、2キロ以内なら増えていいことにします。たとえば、51キロまでやせたら、体重が増えても53キロを超えないよう注意しましょう。

体重増加が2キロ以内であれば、「1口2口食べる量が増えた」「週に1回食べ過ぎた」「間食が1回増えた」「水分をとり過ぎた」など、一時的な油断でお腹の中にゴミがたまっているだけですから、すぐに解消できます。

でも、2キロ以上体重が増えると、脂肪が体に蓄積され、また下半身についてきます。30日以上太る生活を続けると、ほんの少しの食べ過ぎでも体に脂肪がたまるようになり、下半身太りに逆戻りしてしまうのです。

体重の増減を2キロ以内で維持できるようになったら、大きなダイエットは必要なくなるダイエット上級者です。自分でほぼOKと思える体重で2年キープできたら、リバウンドのリスクはほぼなくなります。

やせた体をキープする、3つの「太らないコツ」

ダイエットが成功したというのは、カノン式では「やせ力」がしっかり活かせる体になった状態のことです。体には、3つのモードがあります。

体の3つのモード

①やせモード：体重や体のサイズが減っていく状態
②キープモード：維持されている or なかなか減らない状態（維持・停滞）
③増えモード：体重が増え続けている状態

カノン食で体のやせスイッチをオンにして、「やせモード」に入ると、体重が減ったり下半身がやせたりします。

そして、自分で満足できる体重・体型になると、食事量が少し増えたり、間食が増えたりします。ですが、ここで体が「増えモード」になることなく、「キープモード」（体重増加2キロ以内）になれば、体重・体型は維持していくことができます。

これが、「やせ力」が活かせている状態です。

体重を減らしたり、下半身のサイズを落とすのは、これまでお話ししてきた、カノン食でキレイに「やせるコツ」。それを維持するには、これからお話しするカノン式「太らないコツ」で生活してください。

体重が増えたといっても、1・5キロくらいまでなら、お腹や脚が1センチ太くなる程度。これくらいなら、「太らないコツ」ですぐ戻せます。それぞれ詳しくお話ししましょう。

カノン式太らない3つのコツ

◎おデブ生活を2日続けない
◎食べ過ぎを控える
◎間食は、1日1回 100キロカロリーまで

おデブ生活を2日続けない

やせモードだった体が、いきなり太りだすことはありません。

一度キープモードになり、太り始めるには3日から1週間かかります。

ちょっと食べ過ぎたとか、お菓子を食べてしまったなど、自分でも「太るな」とわかっている食生活。また、自分の太りやすい部分に関係するNG食材を3日続けて食べるなどすると、体の「出す力」を上回ってしまうので、太りだすわけです。

誰でもときどきは、こってりしたメニューを食べたり、スイーツを楽しんだりする機会があるものです。会食などでしかたのない場合もありますし、たまには楽しむのもOKですが、それを3日以上続けると体が「増えモード」に入ってしまいます。ですから、「2日続けない」ことを、常に意識しておくことが大事なのです。

たとえば、お菓子。自分では買わなくなっても、いただきものなどを毎日少しずつ、なくなるまで2週間続けて「片付け食べ」をしてしまう、といったことがあると思います。ですがこれは、脚の太い方にとって影響大です。

下腹ぽっこりさんは、麺類や鍋メニューを1日2食とる生活が、2日続くと太りやすくなります。

こうしたことに気をつければ、要注意メニューも週に1回か2回、あるいは3日に1回程度なら太らない、というペースがつかめてきます。

食べ過ぎを控える

飲み会やビュッフェなどは、たくさんの食べ物が目の前に一気に登場するイベント。せっかくやせたのに、そのとき食べ過ぎてしまってはお腹ぽっこりに逆戻り。でも、あらかじめ「食べ過ぎを控えよう」と決めておくだけで、油断と失敗を防ぐことができます。

特に、体重55キロ以下をキープしたいという方は、肉・魚を食べ過ぎないように注意しましょう。

1食で肉・魚を100グラム食べるのは、1日に1回だけにしてください。2回以上という日が続くと、太りやすくなります。

お昼に肉・魚をしっかり食べたときは、夕食は軽いおかずにする。夕食に肉・魚を食べるとわかっている日は、昼食を軽めにします。

間食は、1日1回100キロカロリーまで

お菓子を一切食べないというのは、ダイエットのためにはよさそうですね。ところが意外にも、キレイな体型の方は間食を1日1回とっていることが多いのです。

太るから甘いものは一切食べない！　間食しない！　体に悪いものを食べるのは罪悪！……という方は、やせてはいますが、顔つきが険しくなってきます。そのうえ、他人が太りそうなものを食べていたり、楽しそうに食事をするのを非難しがちにもなってしまいます。これでは、せっかくやせていても、女性らしい可愛い笑顔にはなれないですし、幸せともいえないですよね。

私も以前は、自分に厳しい食事制限を課していたので、そうやって他人に厳しくしてしまうことがありました。でも､それでは人から「この人と一緒にいると楽しい！」と思ってもらえるような女性にはなれないと思い、そのような厳しい食事制限はやめました。

私たちが目指すのは、ただやせているのではなく、体にメリハリがあり、健康的な笑顔で人生を楽しんでいる女性だと思います。

そして実際、そういった女性の多くは、「食べても太らない」なのです。

その理由のひとつは、「間食は100キロカロリー」までなら、食べても太らないという事実があるからです。

「出す力」がある、つまり尿や便がしっかり出ている状態が大前提ですが、食事と食事の間の5時間の中で間食しても、100キロカロリー以内なら太りません。

100キロカロリーというと、ポテトチップス15グラム（片手のひら程度）、ドーナツ3分の1、クッキー2枚、イチゴ3粒くらいです。

彼女たちは、「体型維持のために一切甘いものは食べない」と自分を厳しく律しているわけではなく、適度な量だけ楽しんでいるから、無理なく体型がキープできているのです。

ちなみに、私の実験では、1回200キロカロリー以上の間食を4日続けると、いきなり体重2キロ、サイズも2～3センチ増えるという「増えモード」になりました。

これまでに集めたデータでいうと、体重が53キロ以下で、脚がちょっと太くて7～9号のパンツがきついという方の多くは、ほぼ毎日、クッキー3枚、チョコ3粒などを食べていました。

一方、脚が細い方の間食は、チョコ1粒、クッキー1枚程度です。いつもチョコを3粒食べている方が、ダイエット期間一切食べるのをやめると、たいてい太ももやひざ上が3センチ細くなります。

毎日食べる方は、「2日続けない」ことと合わせて、1回に食べる量を、脚が細い方と同様、クッキー1枚だけ、チョコ1粒だけにすると、脚を細くキープしながらお菓子を食べることができます。

下半身太りにならないのはどっち!?

焼き肉 VS 焼き鳥

正解

どちらも食べ合わせに注意

ここからは、一生太らないための食べ物選びを、似た料理の対決方式で紹介していきます。

焼き肉も焼き鳥も、それだけなら下半身が太るということはありません。たいていは、タレか塩で味つけされていますが、それでもお店で用意した味つけの範囲内なら、下半身に大きく影響することはありません。

また、ステーキなどのかたまり肉は胃が大きくなりますが、焼き肉や焼き鳥は肉を薄くしたり小さく切ったりしているので、消化は早く、ウエストも太くなりにくいのです。

ただ、一緒に何を食べるかで、太り方が変わります。焼き肉と一緒に、ご飯をお茶碗1杯食べきっていると、お腹がぽっこり。体重も2~3キロ増えてしまいます。

ビビンバや冷麵も、下腹をぽっこりさせるメニュー。スープを合わせて飲むと、5時間経っても体重が1キロ近く増えたままです。さらにお酒を2~3杯飲んだら、一晩で2キロくらい増えます。といっても、普通は数日で戻りますので、それほどあわてなくていいでしょう。

また、焼き鳥と一緒に生キャベツを食べるという方も多いと思いますが、お店で出されたキャベツ1皿を食べきっていると、ウエストが太くなります。2~3枚程度なら、ひどく太くなることはありません。

焼き肉も焼き鳥も肉類ですから、生野菜50グラムとご飯100グラムと合わせて食べれば、スタイルのよくなるカノン食のバランスになります。サロンでは下半身やせと同時にバストアップも目指す方には、月1回の焼き肉をおすすめしています。

ただし、豚バラ肉の焼き肉・サムギョプサルは、脂身が80%。脂身は、二の腕やお腹の脂肪になります。肉をバラ肉からロース肉に変えればOKメニューになりますよ。

下半身太りにならないのはどっち!?

ラーメン vs パスタ

正解

半分ならばどちらもOK

ラーメンも、パスタも、和風のそば・うどんに比べてこってりしています。どちらも太るメニューですが、違いは太り方です。

ラーメンは、下腹のみぽっこり。パスタは、下腹と太ももが太くなるのです。

ラーメン、パスタともに、外食での一般的な1人前の量は200グラム。これは体重65キロ程度の方の1回のご飯の量と同じです。麺類は胃の通過が早くてするする食べられるのですが、下腹にとどまってしまいます。体重53キロ以下の太っていない女性が、週1回程度、麺200グラムを食べきると、下腹サイズが4センチ増えます。

さらによくないのは、お通じも遅くなること。普段は朝出ているのに、麺類の後はいつもより10時間程度遅くなり、夕方にやっと出るといった感じです。

週3回程度食べると、体重は2キロくらいしか増えていないのに、下腹だけが65キロの方と同じ程度までふくれて、ぽっこりと前にせり出します。

サロンで体型チェックをしているとき、下腹だけサイズが4センチ程度増えている場合はラーメンやうどんを、太もものサイズまで増えた場合は、パスタを食べましたか？と確認します。腰肉が増えている場合は、クリーム系のソースを食べた証拠です。

ただ、下半身太りしないラーメンやパスタの食べ方もあります。

ラーメンなら、麺を半分の100グラム程度にして、もやしやキャベツなど野菜入りを選び、チャーシューを食べます。パスタなら麺半分にサラダとチキンなどを合わせて食べると、カノン食のバランスのでき上がり。

ダイエットが終わって排出力が高まっていれば、麺類を週1回程度なら食べきっても太りません。翌日、お通じが出にくければ　その後2～4週間は1食をカノン食に戻して、お腹を休めてください。

下半身太りにならないのはどっち!?

餃子定食 vs 唐揚げ定食

正解 唐揚げ定食

餃子は私も大好きですが、餃子をメインのおかずにすると、下腹ぽっこりになり、体重も増えます。

餃子の皮は、麺と同じ。皮1枚を10グラムとすると、餃子10個で100グラム。これでは、ご飯に半ラーメンをおかずで食べているのと同じになってしまうからです。

また、醤油、お酢にラー油をたっぷり使うと、脚がより太くなります。

餃子を食べるなら、ご飯と餃子の皮を合わせて100グラム程度になるように注意しましょう。

一方、唐揚げ定食の場合、唐揚げとキャベツに、ご飯100グラムなら、カノン食のバランスになり、炭水化物のとりすぎにもなりません。

下半身太りにならないのはどっち!?

卵 vs チーズ

正解

どちらもOK

卵は、一度に3個くらい食べても太りません。ただし、シミができやすくなるので、サロンでは顔が浅黒い方の場合、ダイエット期間中は卵を控えてもらっています。

また、卵は太りにくいという点ではよい食材なのですが、同じ動物性タンパク質でも、肉・魚を食べたような効果がありません。バストや肌のハリがほしい方は、卵だけを主菜にせず、肉・魚も合わせて食べましょう。

チーズも、塩分や脂肪が多い食材ですが、脚は太くなりませんし、プロセスチーズやカマンベールならバストアップの助けになります。ただし、あまりにたくさん食べると腕や肩がたくましくなってしまいます。一度に1個から2個程度、1日3個までにしておきましょう。

下半身太りにならないのはどっち!?

鮭おにぎり vs シーチキンマヨ

正解 鮭おにぎり

今、コンビニやスーパー、デパ地下などでは、いろいろな種類のおにぎりが売られています。どれを選ぶかで太り方が違ってきますから、しっかり覚えてくださいね。

キレイな体型になるには、鮭おにぎりがおすすめです。抗酸化作用のあるアスタキサンチンを含む鮭は、美容にもいい食品ですし、バストアップや背中の脂肪がすっきりする効果も。1日1回、鮭おにぎり1個をよく噛んで食べると、上半身と下半身のバランスがとれます。シーチキンも魚ですが、マヨネーズはひざ裏に脂肪がつくので脚が太い方は控えましょう。

体重が55キロ以上あったり、全身ぽっちゃりタイプの方は、おにぎりを一度に2～3個食べていることが多いようです。おにぎり3個は、牛丼屋さんの大盛りと同じ。

それに、おにぎり2個は、体重65キロを維持するご飯量です。

また、「コンビニなど市販のおにぎりには、体によくない調味料や油が使われているから食べたくない」と言って自炊にこだわる方にも、全身ぽっちゃり、お腹ぽっこりの方が多くいます。これは、自宅でご飯を食べ過ぎているせい。

コンビニの普通サイズのおにぎりは、約１００グラム。１食のご飯の量は、この１個１００グラムで満足できるよう、練習しましょう。

下半身太りにならないのはどっち!?

三色サンドイッチ vs ハンバーガー

正解 ハンバーガー

三色サンドイッチとハンバーガーなら、サンドイッチのほうがヘルシーで低カロリーだと思っていませんか？　でも、下半身をすっきりさせて女性らしい体型になりたいなら、ハンバーガーを選ぶのが正解。

三色サンドイッチは、ツナ、卵、ハム、チーズにレタスを合わせ、薄い8枚切り食パンで挟んだもの。サンドイッチ1つにつき、食パン1枚を三角にカットして使っているので、三色ミックスなら食パンを3枚食べることになります。食パンは、6枚切りを1日1枚までなら下腹ぽっこりになりません。が、6枚切りの食パンが2分の1枚増えると、下腹が2センチ、体重が2キロ増えます。

また、三色サンドイッチのカロリーは、1パックで300キロカロリーと低めですが、たいていはマヨネーズをたっぷり使っているので、ひざ裏に脂肪がつきます。サンドイッチを週に4日以上食事がわりにしていると、体力が落ちて、脚だけでなく体全体のハリがなくなり、たるんで頼りない体になります。

一方、ハンバーガーはハイカロリーに思えますが、ファストフードの一番シンプルなものなら、280キロカロリー。レタスやトマトが入ったバーガーに、追加でサラダをつけると、パン1個＋赤身牛肉＋生野菜でカノン食に近いバランスになります。追加でフライドポテトを頼んでも、最近のポテトのレシピ上の塩分はとても低く、0・3グラムほどなので、私はハンバーガーにポテトSを合わせて食べています。ただし、劣化した油をとらないように、揚げたてをすぐに食べることがマイルール。

チキンナゲットは、5個でハンバーガーと同じだけのカロリーがあるので、ハンバーガーと一緒に食べてしまうと、カロリーも塩分も一気に上がってしまい、足がむくんだり、その後体重が増えて太りやすくなってしまいます。一緒に食べるのは控えて。

サンドイッチもハンバーガーも、食べるのは週1回程度にしましょう。

下半身太りにならないのはどっち!?

ソーセージ vs 鶏ハム

正解

鶏ハムのほうが太らないが、注意が必要

ソーセージは、脚が細い方の食事記録にはほとんど出てきません。ソーセージだけでなく、ベーコンやハムなどの加工肉も、脚が細い方はあまり食べない傾向があります。ソーセージが原因で太る方は、夕方のおやつに1袋5本入りのものを食べたり、コンビニのビッグフランク100グラムを食べたりしていたうえ、夕食でもしっかり肉・魚をとっています。こういう方は、ふくらはぎが横に張り出し、腕・肩の筋肉がつきやすくなるのです。

昔のソーセージは、質の悪い肉を使っていて脂の多いイメージがありましたが、最近はコンビニやスーパーで買えるソーセージでも本格的なおいしいものが増えました。ですので、ソーセージを朝食やお弁当で2~3本食べても脚は太くなりませんが、ケ

チャップをたっぷりつけていると、脚がぽっちゃりしてくるので要注意。

鶏ハムは、鶏胸肉を蒸すかゆでて作ったもの。密閉袋入りで売られている鶏ハムは、以前はシンプルなスープ煮だったのですが、最近、塩分量が増えて味が濃くなったようです。塩分をとりすぎると、脚、とくにふくらはぎが太くなります。塩分が少ない商品もありますので、買うときは成分表を確認してください。

私は、皮をとった鶏胸肉をうま味調味料でゆでて無塩の鶏ハムを作り、冷凍してストックしています。30グラム程度に小分けしておくと、朝食などに手軽に食べられて便利です。

下半身太りにならないのはどっち!?

納豆ご飯 vs 海鮮丼

正解

どちらもNG

お腹ぽっこり、ずん胴タイプの方は、大量のご飯が大好き。食事改善のアドバイスで「和食を食べてください」と言うと、納豆ご飯をどんぶりで食べる方たちもいます。納豆はヘルシーなイメージですが、納豆ご飯をどんぶりで食べていれば、バストのふくらみがなく、お腹だけがぽっこりと突き出た体型になってしまいます。キレイな体型を目指すなら、納豆は副菜で、1日1回30グラム程度にしましょう。

海鮮丼は、魚介とご飯が一緒に食べられるメニューですが、醤油がたくさん必要だったり、酢飯に塩が入っていたりするので、食べ過ぎるとお腹ぽっこり、脚も太くなります。海鮮丼を食べるなら、ご飯の量は半分程度に。ワサビ醤油を丼に直接かけず、小皿にとって、ネタをちょんちょんとつけて食べましょう。

下半身太りにならないのはどっち!?

ごまドレッシング vs 塩＋レモン

正解

どちらもNG

ごまドレッシングは、甘くておいしい人気のドレッシングですね。でも、1日スプーン1杯程度とるのを1週間続けたところ、二の腕がたるんで垂れ下がり、2センチも太くなってしまいました。

「油を使わなければいいわよね」と、塩とレモンで生野菜を食べる方もいるのですが、塩1つまみでふくらはぎが2センチ太くなりますから、これもNG。

塩分を使わず、レモンやビネガー、お酢だけにすれば、1ヶ月程度でふくらはぎは2センチ細くなります。

ちなみに私がサラダを食べるときは、ノンオイルドレッシングか、たいていはドレッシングなし。メインの肉・魚と一緒に、サラダを少量お箸でとって食べます。

下半身太りにならないのはどっち!?

キャベツの千切り vs 海藻サラダ

正解

どちらも食べ方しだい

普段の食事で、1日1回は生野菜サラダを食べているという方は、比較的整った体型をしています。しかし、生野菜といっても、食事と一緒にキャベツの千切りをたくさん食べている方は、ウエストが太く、体重が重めです。キャベツの繊維は消化に時間がかかり、胃が大きくなるからです。

市販の千切りパック1袋130グラム程度なら、1日3回に分けて食べると、ウエストがすっきりして体重も減りやすくなります。

一方、海藻サラダはミネラル豊富で、塩分を排出してくれるカリウムを多く含みます。ところが、たくさん食べている方は下腹がぽっこり。とくに、夜遅い時間にたくさん食べていると、いつも足がむくんでメリハリのない棒足になってしまいます。

これは、海藻が大腸にたまりやすいせい。大腸の検査前1週間は、食べないよう注意されることもあります。また、私は以前、ミネラルをたくさんとったほうがいいはずと、昆布やひじき、海苔などをほぼ毎日とっていましたが、検査をしてみるとミネラル過剰になっており、体に悪い影響が出る可能性があると診断されたこともありました。

現状では、海藻は1日1回30グラム程度を、週に2回くらい食べる程度がちょうどよいと考えています。

下半身太りにならないのはどっち!?

フライドポテト vs 大学いも

正解

フライドポテト

フライドポテトと大学いもなら、下半身が太くなるのは大学いもです。

大学いもは、揚げたサツマイモに砂糖をからめているので高カロリー。たくさん食べると、お尻に肉がつきます。

サツマイモやカボチャなど甘い野菜は、ぺたんこのお尻を丸く女性らしくする効果がありますが、100キロカロリーを超えて食べると、お尻が大きくなりすぎ、なおかつ体重が増えるのです。

大学いもを食べるときは、間食でなく食事のあとすぐ、お弁当に添える副菜として30グラム程度であれば、太るのを避けられます。

ちなみにサツマイモ1本は、中サイズで約250グラム。焼きいも、ふかしいもなら、おにぎり2個分に相当します。私も大好きですが、1回に食べるのは、おやつでも80グラム程度（100キロカロリー）にとどめています。

なお、私のリサーチでは、立体的な丸いお尻をしている方は、南方の温かいサツマイモの生産地に多く見られます。

東北地方・北海道は、ジャガイモの天ぷらや、じゃがバターのメニューが多くなるせいか、皮膚が柔らかくなり、お尻に張りがあって丸い人はまれです。

下半身太りにならないのはどっち!?

ワイン vs ビール

正解 ワイン

お酒は太る、というイメージがありますが、種類や飲み方を変えれば、ダイエット中でもお酒を楽しめます。

下半身太りなら、ダイエット中はなるべくビールは避けること。とくに、お尻が垂れている方、太ももやひざ上に肉がたまっている方は要注意。なぜかというと、炭酸をたくさん飲むと、お尻の下、ひざなど関節に脂肪がたまるからです。

週2〜3回、ビールを3杯飲んでいた方がダイエット中ビールをやめると、ひざやお尻の下が3センチ細くなります。

同様に、ハイボールは炭酸割りなので、下半身やせしたいならウィスキーはロックで。焼酎のロックやお湯割り、ウーロンハイなども太りにくいお酒です。同じく、ワインなどの洋酒や日本酒も、脚は太くなりません。一緒にチーズや肉・魚を食べれば、バストアップします。

お酒が苦手だけれどお酒の席に参加しなくてはいけない、という方は、梅酒やリキュールなどを1杯程度いただくとよいでしょう。甘く飲みやすいお酒ですが、ロックで飲めば太りません。

お酒で太るというよりも、夜の水分量全体が多くなることが、下腹がぽっこり出たり、下半身がむくんだりする原因。特に、1回で3杯以上飲む方は下半身がたるみぎみです。翌朝、お腹がゆるくなる方や、下腹、脚のむくみが気になる方は、お酒だけでなく午後3時以降の水分を半分にしてみましょう。

下半身太りにならないのはどっち!?

バナナ vs リンゴ

正解 リンゴ

バナナ1本は、おにぎり半分くらいのカロリー。バナナを好んで食べるほか、バナナミルクジュースやチョコバナナ、バナナ入りのパフェなどに目がない方は、全身にぽっちゃりと脂肪がついていることが多いもの。また、ドライバナナをクッキーがわりに毎日食べていると、体重や脂肪はつかないかわり、下腹がぽっこり出てきます。

バナナが効果的なのは、朝食を食べられず、上半身よりも下半身が太くなっている方の場合。こういう方は、朝食にバナナを1本食べると胃腸の働きがよくなり、排出力が高まって、上半身だけやせるのを防ぐことができます。

一方リンゴは、酸味と、野菜のような噛みごたえがある食材。半分程度ならウエストも太くならず、生大根を食べるのと同様、お腹の調子がよくなり、排出力が高まります。

でも、食べ過ぎはお腹が出る原因に。リンゴを食べているお腹ぽっこりさんの中には、丸ごと1個を一度に食べる方や、「リンゴならいくら食べても大丈夫」と考えて、一度に5個食べて胃が前にせり出してしまい、太鼓腹になってしまった方もいました。

また、リンゴを煮て食べると、下腹がぽっこり出ます。バターを混ぜると、太ももまで太くなってしまいます。こうしたリンゴ煮は、ジャム程度の量にとどめましょう。

下半身太りにならないのはどっち!?

おせんべい vs ポテトチップス

正解

ポテトチップス

おせんべいとポテトチップスはどちらも太りそうですが、下半身太りを避けたいなら、ポテトチップスを選ぶほうがよいでしょう。

おせんべいは、米が原料。かたく噛みごたえのある食感で、お腹ぽっこりさんが好んで3時のおやつに食べがちです。おせんべいのなかでも、焼きせんべいはウエストにたまり、揚げてザラメがついているとお尻が丸くなります。

揚げたおせんべいと一緒にピーナッツを食べる柿ピーは、一般的な6袋入りの小袋1つを週1回程度なら体型に影響はありません。しかし、1日に3袋も食べていると、おにぎり3個分の量の米をチャーハンにして食べているのと実質同じに。これが3週間続くと、太ももが3センチ太くなり、体重が3キロ増えます。

一方、ポテトチップスは揚げたジャガイモですが、一般的なサイズの袋でも60グラム程度。しょっぱくて塩分が強いイメージですが、人がおいしいと感じる標準の塩分・1％台で意外と多くないので、30グラム程度の小袋ならほぼ太ることはありませんし、脚も太くなりません。ただし、背中や顔にニキビができる方は、控えましょう。

ちなみに私のリサーチでは、お腹ぽっこりタイプは塩味、全身ぽっちゃりタイプはコンソメ味、脚が太い方は、スライスしたポテトチップスよりも筒型の容器に入ったチップスのサワーオニオンなどが好きです。

体重が75キロまで増えてしまったという方は、夜、ポテトチップスを一度に3袋食べたりしている食事記録もありましたが、これは家族が買い置きしたものを食べてしまったようでした。ダイエット中は、家族の協力も得られると心強いですね。

ちなみに、しょっぱいおやつは体や筋肉の疲れがあるときに食べたくなり、甘いおやつは考え事をしたり、悩みがあるときに食べたくなります。でも、両方を一度に食べるのはただの食いしん坊。ダイエットが終わっても、どちらか1つにしましょう。

下半身太りにならないのはどっち!?

あんパンvsクリームパン

正解

クリームパン

小豆を砂糖で煮たあんパンは、下腹ぽっこりさんが大好きな菓子パン。一方、カスタードのクリームパンは、下半身は太くなりません。

下半身太りという点でとくに注意が必要なのは、あんパンにホイップクリームが入っているもの。食べると、お尻の下や太ももがたるみます。ホイップクリームは植物性の油ですから、ドレッシングをたっぷりかけて食べているようなものなのです。下半身を太らせたくないなら、注意しましょう。

パン屋さんに行くと、選ぶのが楽しくて、ついたくさん買ってしまいがち。4～5個買っておやつで一気食いしないよう、ダイエット中はむやみにたくさん買わないことを心がけましょう。

下半身太りにならないのはどっち!?

チョコレート vs マフィン

正解

どちらもNG

チョコレートは、脚が太い方ならほぼ毎日食べているといってもいいほど。毎日3粒程度なら、ひざ上が9号サイズの太さでキープできますが、もう少し細くしたいなら、毎日続けて食べず、2日は空けましょう。砂糖や植物性油脂の少ない、カカオ含有量が70%以上のものなら、脚はそれほど太くなりません。

一方、マフィンは下腹や腰に肉がつくので、お腹回りが気になる方は2日続けて食べないこと。4日程度続けて食べると、下腹が4センチも太くなります。ただ、お尻は丸く立体的になるので、女性らしい丸みをつくるのには効果的。上半身はガリガリで下半身はぽっちゃり、という方は、チョコ、マフィンと一緒にプロセスチーズも食べると、ハリのある肌や形のよいバストをつくるサポートになります。

[著者]
蓮水カノン（はすみ・かのん）
1970年生まれ。プロポーション研究家。運動生理学、解剖学、心理学などを学び、体重を減らすだけでなく「体型」を整え、美しいボディラインをつくるサロン「キレイファクトリー」を東京・青山にオープン。18年間で延べ4,000人の食事&生活指導を行い、体重、サイズ、肌質を改善。ダイエットを成功に導いている。著書多数。

下半身からやせる食べ方

2019年3月27日　第1刷発行

著　者――蓮水カノン
発行所――ダイヤモンド社
〒150-8409　東京都渋谷区神宮前6-12-17
http://www.diamond.co.jp/
電話／03･5778･7234（編集）　03･5778･7240（販売）

ブックデザイン―鈴木大輔、仲條世菜（ソウルデザイン）
ＤＴＰ――アイ・ハブ
イラスト――オガワナホ
カバー写真―getty images
校正――鷗来堂
製作進行――ダイヤモンド・グラフィック社
印刷・製本―勇進印刷
協力――大橋美貴子、小嶋優子、植田裕子
編集担当――長久恵理

ISBN 978-4-478-10585-6